中医药文化传播丛书

从头到脚

中药养

吴圣贤◎著

北京出版集团公司

北京出版社

图书在版编目（CIP）数据

从头到脚中药养／吴圣贤著. —3 版. —北京：
北京出版社，2017.9
（中医药文化传播丛书）
ISBN 978－7－200－12716－4

Ⅰ. ①从… Ⅱ. ①吴… Ⅲ. ①中草药—养生（中医）
Ⅳ. ①R212②R243

中国版本图书馆 CIP 数据核字（2017）第 208356 号

中医药文化传播丛书

从头到脚中药养

CONG TOU DAO JIAO ZHONGYAO YANG

吴圣贤 著

*

北 京 出 版 集 团 公 司
北 京 出 版 社 出版
（北京北三环中路 6 号）
邮政编码：100120

网　　址：www.bph.com.cn
北 京 出 版 集 团 公 司 总 发 行
新 华 书 店 经 销
北京威远印刷有限公司印刷

*

787 毫米×1092 毫米　　16 开本　　12.75 印张　　140 千字
2017 年 9 月第 3 版　　2017 年 9 月第 1 次印刷
ISBN 978－7－200－12716－4
定价：29.80 元
如有印装质量问题，由本社负责调换
质量监督电话：010－58572393
责任编辑电话：010－58572413

从头到脚中药养，祛除病痛保健康

中医诊疗疾病、养生保健是一个复杂的思辨过程，要考虑到阴阳气血、脏腑经络、虚实正邪、升降浮沉，甚至春夏秋冬、性别年龄、地域气候等各方面的因素，这需要一种整体把握。我经常作这样一个比喻，中医看病，就像写书法、画国画一样，整体水平、修养到达一定境界，只要下笔，轻描淡写就是艺术品。如果没有水平，怎么卖力写，怎么卖力画，也出不了好作品。看似模糊，难以把握，但是，通过思辨、实践、体悟等长期积累，境界提高了，这个东西就把握住了，这是中国传统文化的共同特点。

常有一些老年人，他们深信中医，大都有过用中医中药治好自己陈年痼疾的经历。他们经常用一句话来形容中西医的差别，劝说身边的人去看中医，那就是"中医治本"。这句话来自《黄帝内经》，原文是"治病必求其本"。大家都说中医治病求本，能拔除病根，但是，这个"治病求本"的"本"到底是什么意思呢？事实

1

上，这是中医最本质、最核心的东西，但也是很难说清楚的一个概念。因为，这里面包含着太多的内涵和层次，而且，这些内涵和层次会随着医生境界的提高而不断丰富。一般中医大夫找不到的"本"，可能高明的中医大夫就能够抓住，所以中医大夫之间治病养生的水平相差甚远。中医大夫的水平高低，主要取决于他对疾病本质的把握。

医圣张仲景说"夫天布五行，以运万类；人禀五常，以有五藏；经络腑俞，阴阳会通；玄冥幽微，变化难极。自非才高识妙，岂能探其理致哉。"中医看病，讲究"理、法、方、药"四大要素，其中关键在一个"理"字，必须先"理明"，而后才能"求本"。若理不通则法难明，法不明则遣方用药漫无目的，难中关键。中医治病救人如此，养生防病更是如此。本书主要是给读者介绍人体的各种不适、疾病症状以及如何用中药进行调养。既然要调养，就必须要认清症状和疾病的本质，所以本书的最大特点是，除了介绍中药养生保健方法，更重要的是详细介绍了作者对症状和疾病本质的认识，以求做到"理法方药、一气贯通"，使读者能够更加深刻地了解这些养生方法的来龙去脉和适用范围。

从养生保健角度来讲，中药调养人体的不适与病痛，主要适用于3个群体。一是那些体质较差、体弱多病的人；二是那些劳累过度、压力较大，随着年龄增加，逐渐感觉体力不支、身体状况下滑的人；三是那些疾病缠绵、需要"善后"调养的人。

我在临床诊病过程中，遇到那些体质较差或因劳累过度，出现一些轻微症状，但没有具体器质性疾病的患者，经常根据病人的具体情况，望、闻、问、切四诊合参，开一张中药调养方给病人，嘱咐他们坚持服用，不但可以减轻症状，祛除病痛，还能增强体质，延年益寿。还有大量的慢性疾病患者，经过系统治疗，病情十去八九之后，我也会给他们开调养的中药，经过长期服用，最后十之一二的病痛逐渐消失，病根得以拔除，这在中医里面称为"善后"。绝大多数疾病需要"善后"调养，通过调整体质，平衡机体状态，充分调动人体自身的修复和抗病能力，才能抽丝剥茧，逐渐拔除病根，这是中医治疗慢性疾病和顽固性疾病的不二法门。

中医自古以来就非常强调养生，早在春秋战国时代，在中医最重要的理论著作《黄帝内经》中，就提出了一系列的养生抗衰老方法，比如强调未病先防，强调顺应自然，强调形神统一，强调恬淡虚无，等等，这是对人体和疾病非常了不起的认识，在今天看来，依然还都是先进的养生保健理念。

中医认为，坚持良好的生活方式，是所有养生保健方法的基础，中药养生保健自不例外。《黄帝内经》开篇《上古天真论》里就讲，养生要："法于阴阳，和于术数，饮食有节，起居有常，不妄作劳，故能形与神具，而尽终其天年，度百岁乃去。"

苏轼是一个注重养生的大文学家，而且颇有心得，在当时很有名气，经常有人向苏轼讨要养生秘诀。有一次，苏轼的朋友张鹗询问苏轼的养生秘诀，苏轼给他写了4句话："一曰无事以当贵，二曰早寝以当富，三曰安步以当车，四曰晚食以当肉。"愿读者共勉。

　　因此，本书的另一个特点是，除了给读者介绍各种身体不适的中药养生方法之外，还有针对性地介绍了不同症状的日常生活调养方法，以期读者能够综合调养自己的体质，获得更好的调养效果。

　　药王孙思邈撰《大医精诚》，千古流传，他说："世有愚者，读方三年，便谓天下无病可治；及治病三年，乃知天下无方可用。故学者必须博极医源，精勤不倦，不得道听途说，而言医道已了，深自误哉。"中医博大精深，以本人愚思，实难穷尽。因此，撰写本书之时，如临深渊，如履薄冰，处处小心谨慎，精挑细选，只有那些千百年来古人经验积累丰富，作者本人临床上有经验、有心得、有体会的中药保健方法，才被选入。"祛除病痛保健康"是本书的唯一宗旨。最后，祝愿大家身体健康、万事如意，清气上升，浊气下降，天天都有好心情，日日充满精气神！

吴圣贤

2012 年 5 月于北京东直门医院

目录 CONTENTS

1

第一篇
紧张性头痛的中药调养

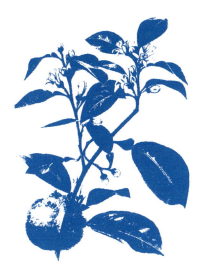

调养方

女性调养方

阿胶40克　西洋参20克

上药研极细末，装胶囊，每粒0.5克，早晚空腹各服两粒，百合汤送下。

男性调养方

西洋参40克　鹿角胶20克

上药研极细末，装胶囊，每粒0.5克，早晚空腹各服两粒，百合汤送下。

一、典型病人

我曾经治疗过这样一个病人，是非常典型的头痛患者，头痛困扰了她很多年，使她苦不堪言，可是她并不知道自己得了头痛病，当然也一直没有得到针对性治疗。

大家听了一定觉得不可思议，这怎么可能？头痛谁不知道？除非这个人智力有问题，不然谁不知道头痛呢？

这正是我今天要介绍给大家的重要内容。不仅是这个病人，很多人得了头痛病自己根本不知道，我们统计过，将近30％的头痛患者并不知道自己得了头痛病。

让我们回到这个病例上来。这是一位白领女性，工作条件很好，不到30岁。我给大家再现一下她来门诊看病时的情形。我搭上脉，一边体会着病人的脉象，体会病人脏腑、气血、经络的整体状态，一边问情况："第一次来吗？"她说："是，第一次来。"我问："主要怎么不好？"她说："也没什么，就是老觉得脸色不好，同事、朋友、家里人也都这么说，想请您调调。这脸色能调过来吗？"

大家听好了，她是来我这里调养脸色的，有很多这样的病人。她是什么样的脸色呢？用中医的标准术语来形容，就是面色苍白而且晦暗。什么意思？拿老百姓的话来讲，就是脸色发白，但白得颜色不正，不是白里透红的健康颜色，而是白里透黄，像是蒙了一层东西，又像是面部皮肤、肌肉皱在了一起，不舒展，不透亮，给人一种委靡不清醒的感觉。

我问："这种情况有多长时间了?"她说："有五六年了,好像越来越重。"我问："平时工作主要用电脑吗?"她说："是,天天离不开电脑。"我问："工作紧张吗?"她说："非常紧张,经常加班,一天到晚没有休息的时候。"我问："一天工作下来,感觉累吗?"她说："不要说一天,下午3点左右,就已经受不了了,到家什么都不想干,也什么都干不了,饭也不做,草草吃一口就想休息了。"我说："您的头一定昏昏沉沉的,不清醒,像戴着帽子一样。"她说："对,您怎么知道? 我的头里好像天天塞满了东西,涨得很,像有什么东西压着我,我好像从来就没清醒过。"

到这里,我已经问明白了,或者说,我已经给她下了明确诊断。我说："您得的是紧张性头痛,面色不好,主要是这个病引起的。"她听了,大吃一惊："我得的是头痛? 从来没有人说过,我也从来没这么想过,我没觉得头痛啊。"

我说："紧张性头痛的特点就是头部涨满感、压迫感、沉重感或紧箍感,患者有的感到像戴帽子似的,有的感到头上好像压了一块石头,病人头脑昏沉,工作效率严重下降,经常感觉劳累。"

病人这才恍然大悟,她说："还好到您这里来了,我本来觉得自己身体彻底不行了,什么都干不了了,吴大夫,您一定得帮我治好。"我说："只要您坚持治疗,肯定让您重新焕发活力。"

二、令人烦恼的紧张性头痛

头痛的种类很多，但有两种最为常见，几乎占到头痛病人的95%以上。一种叫偏头痛，另一种叫紧张性头痛。那么这两种头痛怎么区分呢？

偏头痛的主要特点是：血管跳痛或刺痛，疼痛程度比较重，一般都在头的一侧，所以叫偏头痛。偏头痛发作的时候，病人常常有疲倦、恶心甚至呕吐、眼花、面色苍白、心情压抑等症状。这种头痛我们在下一篇会详细介绍。

紧张性头痛是慢性头痛中最常见的一种，在我国比偏头痛的发病率还要高，在过去很长一段时间，被称为"神经性头痛"。紧张性头痛的特点为持续的涨痛、钝痛、压迫感、沉重感或紧箍感，患者常形容"像戴帽子似的"，有的感到"头上好像压了一块石头"等，表现因人而异。大部分人伴有颈肌僵硬、不适或肩部疼痛，失眠、紧张、焦虑或心情忧郁。

很多紧张性头痛患者，并没有明显的头痛感觉，症状轻微的时候，只感觉到头脑昏沉，不清醒，工作效率急剧下降，很多人认为是太累了，或者是脑供血不足，还有的人认为是颈椎有问题，被误诊的病人很多。

最常见的病人来自三类人群：

第一类是白领女性。就像我们前面讲的病例，她们超负荷工作，压力很大，而且长期依赖电脑，很容易患紧张性头痛。因为开始时症状并不严重，她们当中大部分人不知道自己得的是什么病，而且她们工作紧张，很少去看医生。

第二类是学生。很多学生由于头昏脑涨，根本没办法学习，上课不能认真听讲，下课不能完成作业，或者硬着头皮看了半天书，什么都记不住，效率极其低下，很多家长认为是孩子不上进，不努力。实际上，根本的原因是紧张性头痛，得了这个病，孩子自己想要看书也看不了，头脑不清醒，像一团糨糊。很多孩子到我这里治疗后，头痛好了，学习成绩很快就上去了。

第三类是中年男性。他们事业处于关键时期，工作繁忙，家里很多事情要解决，社会上很多关系要维系，压力很大，体力透支，甚至疲于应付，力不从心，也容易得紧张性头痛的毛病。

所以，我建议，白领女性、中年男性以及学生，如果感到自己头脑昏沉，总是疲劳，工作、学习效率严重下降，一定要到神经内科看看是不是得了紧张性头痛，以便能够得到及时的治疗。

紧张性头痛如果早期治疗，很容易治好，但是，如果病程已经很长，症状比较严重的话，治疗起来难度就大了。

三、得了紧张性头痛怎么办

紧张性头痛是一种令人非常烦恼的疾病，因为这种头痛的特点是反复发作，缠绵难愈。所以在治疗上，最关键的不是止住头痛。

在短时间内让头痛减轻或停止是比较简单的事情；而减少发作，直至彻底治好紧张性头痛，才是对医生和患者真正的挑战。

我在北京东直门医院神经内科，诊治了大量的紧张性头痛病人，可以说，对治疗这个病有深刻的体会。我们总结了一套行之有效的治疗方法，称为头痛治疗 4 步方案，具体如下：

一治疗；二调养；三松弛；四抒发。

我解释一下，治疗就是用中药治疗，一般用汤药，个体化治疗更加对症，主要目的是解决头部症状，调整身体整体状态，一般需要 1 个月左右的时间。大部分症状消失以后，就可以停止治疗了，但必须要坚持调养，不然这个病会很快复发，调养的办法下文介绍。另外，紧张性头痛有将近一半的病人是由于不良姿势造成的，这些病人因为长时间用电脑、看电视、阅读、写作等，造成后背和颈部肌肉紧张。必须要改变不良姿势，让背部肌肉彻底松弛，才能最终治愈这个病。所谓抒发，就是抒发感情、抒发情绪。紧张性头痛是一种身心疾病，与心理压力、情绪长期不舒展有很大关系，因此，抒发情绪也是重要的治疗手段之一。

也就是说，对紧张性头痛患者，光靠医生、光靠吃药不行，需要一个综合治疗方案。在这个方案中，只有治疗是医生帮你做的，而调养、松弛、抒发都需要患者去配合。老话说，胃病需要三分治七分养，我说，紧张性头痛需要两分治八分养。患者必须配合，不然，这个病很难彻底治愈。

四、中药治疗

上面提到的这个病例，西医诊断明确为紧张性头痛，那么中医的诊断是什么呢？中医怎么认识这个紧张性头痛呢？最后，病人的头痛治好了吗？

我可以先告诉大家，这个病人吃3天药头涨减轻一大半；一周以后头脑清醒，体力增加，工作效率迅速提高；一个月后面色红润，容光焕发，像变了一个人一样。后来经过调养，加上患者的积极配合，头涨虽偶有反复，但不严重，半年后，头涨彻底消失。

处方我还留着，大家先看看：

生黄芪30克　红参6克　白术10克　柴胡6克　升麻3克

知母15克　阿胶（烊化）15克　当归30克　川芎15克

葛根15克　藁本15克　羌活15克　蔓荆子15克　白芍10克

黄柏10克　炙甘草6克

头一个月的治疗，主要就在这个方子的基础上加减。这是我的临床经验方，有点复杂，我给大家稍微解释一下，这里面蕴涵着中医对紧张性头痛的主要认识，理、法、方、药，中医治病的基本思路，都体现在其中。

中医认为头为"诸阳之汇"，"凡五脏精华之血，六腑清阳之气，皆上注于头"。也就是说，人体大脑需要大量的气血营养，如果人体气血充足，头脑得以濡养，则头脑灵活，耳聪目明；如果人体气血不足，清窍失养，邪气（如风、湿、火、痰等）占据脑部经络，就会出现头脑昏沉、头重涨满、视物模糊、耳朵发堵、听力下降的表现，中医叫"清窍失养"。

所以，治疗方法主要是补气升血法。中医讲"气为血之帅"，如果想让血供应大脑，必须先补气。大家看看这张方子，前3味药是补气的，黄芪为补药之长，善补肺气而能升提，红参大补元气，白术健脾益气。治疗这个病，光补气还不行，中医讲气机的升降浮沉，这个病需要气机往上升，把血带上来，怎么办呢？就是后面两味药，柴胡能升发肝气，让气从身体的左侧往上升，升麻能升发脾气，让气从右侧往上升，这两味药是中医重要的升发阳气的药物。但是，有个关键，就是用量不能大，一般不能超过6克，才能发挥所谓轻清上扬的作用。知母是凉润的药物，气补上来了，升上来了，但不能燥，不能发热，用了知母，就像上升的气体遇到冷空气，成为湿润的云气。阿胶善补血，当归善养血，川芎善活血，川芎这味药被称为血中气药，善行血中之气，上行头目，直达巅顶，为治疗头痛的要药。葛根、藁本、羌活、蔓荆子轻扬升发，能入头部阳明、太阳经络，散风除湿。中医理论认为，"巅顶之上，唯风可到"，中医把头痛也称为头风，风是导致头痛的重要邪气。《素问·生气通天论》说"阳气者，因于湿，首如裹"，湿气蒙蔽清阳，头部就像裹着东西一样，所谓头重如裹、头重如山，都是有湿邪的表现，也正是紧张性头痛的主要表现。因此，用上面几个药散风除湿，则九窍通利，耳聪目明。白芍能滋肝阴、敛肝火；黄柏能滋肾阴，制相火，两药合用，可以平肝滋肾，清除脑窍热邪。甘草中正平和，调和诸药。

大家要注意，这张方子只适合这个病人的证候，或者说状态，中医治病讲究辨证论治、三因制宜，是典型的个体化治疗。这里面会有很多变化，比如说，病人如果气虚比较重，就要加大人参的用量，最好再加五味子；如果是男性，阿胶和当归的用量不能大，有的要用鹿角胶；气虚不明显，而风湿邪气比较重，补气药要减量，祛风除湿药要加量；祛湿春秋冬用羌活，夏天要用香薷，肝阳要加钩藤、胆火要加龙胆草、久病入络要加全蝎等等。可以说是变化多端，奥妙无穷。

所以，大家看，中医看病是一个复杂的思辨过程，要考虑到阴阳气血、脏腑经络、虚实正邪、升降浮沉，甚至春夏秋冬、性别年龄、地域气候等各方面的因素，这需要整体把握。我经常作这样一个比喻，中医看病，就像写书法、画国画一样，整体水平、修养达到一定的境界，只要下笔，轻描淡写就是艺术品，如果没有水平，怎么卖力写，怎么卖力画，也出不了好东西。这看似模糊，难以把握，但是，通过思辨、实践、体悟的长期积累，境界提高了，这个东西就把握住了，这是中国传统文化的共同特点。

五、名医李杲

关于紧张性头痛的根本原因是气虚的这个认识，是我多年来通过临床经验积累，逐渐体会出来的，疗效很好，因此，不免有沾沾自喜之心，自我以为是一大创见。有一天读李杲的医书，忽然发现，对这个病李杲早有论述，而且就是用补气的方法来治疗。他有个方剂叫"益气聪明汤"，主治内障目昏、耳鸣耳聋，有聪耳明目的作用，虽然没说治疗头痛，但是，他所描绘的症状与紧张性头痛非常相像。

那么李杲又是谁呢？

李杲，字明之，真定（今河北省正定）人，晚年自号东垣老人，他是中国医学史上"金元四大家"之一，是中医"脾胃学说"的创始人，他十分强调脾胃对人体的重要作用，因为在五行当中，脾胃属于中央土，因此他也被称作"补土派"。著名的补中益气汤就是他创制的。

李杲出身富豪之家，自幼沉稳安静，极少言笑，十分喜爱读书。20多岁时，他的母亲患病，请了许多医生前来，治疗无效，也就糊里糊涂地病死了。这件事对他触动极大，从此他便立志学医。他听说易州的张元素的名声很大，便携重金前去拜师学医。由于他有很深的文学功底，学得很快，几年以后，就已经学得很好了。

李杲生活在兵荒马乱的年代，时有瘟疫流行，他见到许多人患了"大头天行"的病，头大得像西瓜一样，非常痛苦，便潜心钻研《黄帝内经》、《伤寒论》等典籍，终于研究出了一张方子，治疗此病非常有效。后来，他将这张方子刻在木碑上，插在人来人往的热闹地方，此类病者抄了回去，几乎没有治不好的。有人还将这张方子刻在石碑上，以便流传更广，当时人们都传说是神仙留下的神方，李杲也就有了"神医"之名。

李杲精通医术，但并不行医，而每次为人治病，疗效甚佳。他常给亲朋看病开方，对于治疗十分有心得，尤其对中焦脾土在治疗中的意义有独到的见解。李杲是富家子弟，平时交往的多是一些上层社会的有钱有势的贵人，他们养尊处优，膏粱厚味，易伤脾胃，所患疾病多属此类。另外，当时适值元兵南下，战乱频繁，人民在饥饿、惊慌、忧愁中生活，大多起居饮食没有规律，也很易伤脾胃。鉴于此，他认为只读古方是不够的，必须面对社会现实，分析病人的特点来研究方药，这些也是他建立脾胃学说的社会条件。

李杲脾胃论的核心是："脾胃内伤，百病由生。"这与《黄帝内经》中讲到的"有胃气则生，无胃气则死"的论点有异曲同工之妙，都十分强调胃气的作用。其主要著作包括：《脾胃论》、《内外伤辨惑论》、《兰宝秘藏》、《伤寒会要》、《用药法象》、《东垣试效方》等。"益气聪明汤"就出自《东垣试效方》。

李杲颇为自己的医术后继无人而担忧。他对友人周德文说："我老了，想把医术传给后人，可是找不到合适的人选，怎么办呢？"周德文说："罗天益性情淳朴宽厚，认为自己医术尚不精，很想拜师深造，你若收徒，此人为最佳人选。"过些天，周经李杲同意把罗天益带来拜见李杲。一见面李便问罗："你学医是为了赚钱还是为了传医道？"罗回答："为传医道。"于是，李杲欣然收其为徒。学习期间，罗天益的日用饮食皆由李杲负责。罗从李学医3年，从无倦意。为奖励其学习刻苦，有一天李把罗叫到身边说："我知你家境不宽裕，担心你会因之动摇半途而废。但你3年如一日，持之以恒，实为可贵。今送你白银20两，你把这些钱交给你妻子作为日常生活费用吧。"罗一再推辞，拒而不受。李说："再多的钱我都不在意，何况这么一点点呢？你不要再推辞了。"由此不难看出李、罗的师生之情及李对罗所寄的厚望。李杲临终前把罗叫到身边，把一生所写的书稿整理分类放在桌上，郑重地说："这些书稿交给你，并不是为了李杲，也不是为了罗天益，而是为后世天下之人，你一定要好好保存，要推广传播下去。"

六、中药调养

紧张性头痛的最大特点就是反复发作。临床控制了主要症状以后，我的办法是长期调养，一般需要半年左右。下面是两个调养处方，分别用于男性病人和女性病人：

女性调养方

阿胶 40 克　西洋参 20 克

上药研极细末，装胶囊，每粒 0.5 克，早晚空腹各服两粒，百合汤送下。这是一个月的剂量。

男性调养方

西洋参 40 克　鹿角胶 20 克

上药研极细末，装胶囊，每粒 0.5 克，早晚空腹各服两粒，百合汤送下。这是一个月的剂量。

前面已经说过，气虚，气血不能上养清窍，是紧张性头痛的根本病机。那么，调理的办法主要是补气养血，让气血充盈，头痛自不会再犯。

但男性和女性补气血的方法有所不同，女性以血为本，《黄帝内经》说"血为气之母"，血荣足以生气。所以女性调养以阿胶为主，阿胶是女性补血之圣药，以西洋参大补元气为辅，西洋参的特点是补而不燥，所谓清补之法。

男性以气为本，因此调养的方法以西洋参为君，大补元气，鹿角胶善补肾中先天阳气。中医认为，脑为髓海，鹿角胶最善补肾填髓。

百合汤的做法是：用百合 30 克，水煎 15 分钟，放温即可。

百合是中药里面的"三栖明星"，演员不是有什么影、视、歌三栖明星吗，百合是药、食、花三栖明星，而且都属上佳，所以叫"明星"。

百合花姿态优美，幽香隐隐，有"云裳仙子"之美誉，又有"百年好合"之寓意。大文豪苏东坡为百合写下"堂前种山丹，错落玛瑙盘"的诗句，春节联欢晚会上小沈阳学唱的《山丹丹花开红艳艳》中，山丹丹就是百合。

百合可以制作各种美味佳肴，比如西芹百合、百合粥等，清代著名养生家、文学家曹庭栋在《老老恒言》中，列百合粥为香美适口的上品。

中医早在《神农本草经》中就记载了百合的药用价值，这味药的主要功效是养阴润肺，清心安神，补中益气。因为，紧张性头痛是一种身心疾病，绝大多数和心理压力有关，百合这味药最大的特点就是既养身又调心。医圣张仲景在他的著作《金匮要略》中记载了一种病，叫百合病，症状表现为"意欲食，复不得食；常默然，欲得卧，复不得卧；欲出行，复不能出行"。现在看来，这种病类似西医的神经衰弱症或抑郁症。可见百合对心理和情绪有很好的调节作用。另外，百合还能补中益气，可增加西洋参的补气力量；百合性凉而润，还能减少补药的燥热，不至于上火。因此，百合汤是这两个调养方剂的重要用法，没有百合汤，疗效会差很多。

大家要注意，中医的调养也讲究个体化，必须要对证才行。我在门诊碰到很多病人，有的是看了我在《养生堂》做的《话说中药》节目，有的是看了我写的那本《中药养生堂》的书，用到里面的一些保健养生方法，但效果不明显或不舒服，到我这来看病，我一看，很多是错用了，体质和养生的那味药不适合。

上面介绍的两张调养方子比较平和，适合大部分人，但还是有些人吃了不舒服或不太适合。比如有些人会上火，服用阿胶、西洋参都不行；有些人气虚得比较厉害，西洋参的力量还不够，必须要用红参；有些人肾虚比较严重，必须重用鹿角胶，等等。如果您拿不准，或用了后效果不好或不舒服，最好找有经验的中医大夫调一下，这样针对性比较强，能收到事半功倍的效果。

七、松弛肌肉

紧张性头痛多与长期坐姿工作，体力活动少，缺乏锻炼有关。背部和颈部长期肌肉紧张是紧张性头痛的重要原因之一，如果不能改变不良坐姿习惯，松弛后背肌肉，无法治愈紧张性头痛。

我曾经治疗过一位病人，因常年头痛到医院就诊，症状不是很严重。她有一个习惯，平时说话、做事总是低头猫腰，提不起个儿来。我给她的治疗方法很简单，让她平时有空就拿一本书顶在头上来克服这种毛病。结果 1 个月以后，这位病人的头痛病就痊愈了。

有人做过试验，让一位患者试着以头部向前倾斜 30 度的姿势保持不动，结果 30 秒钟到 1 分钟内他就觉得颈后部肌肉开始紧张，从检测仪器上可以看到其颈后部肌肉因支撑头部而收缩。如果这种紧张状态持续 2 分钟，肌肉中的血液流动就会不畅，代谢废物堆积，肌肉紧张，从而导致头痛。相反，如果挺胸抬头，肌肉收缩会立即缓解。从这可以看出，颈后部肌肉如果过分紧张收缩，也会成为头痛的诱因。

引起头痛还有另外一种原因，即局部供血量不足。有人对头皮的血流量作过测试，结果是当被测者保持抬头向上的姿势时，每分钟血流量为 12 毫升，保持水平姿势时为 7 毫升，低头时为 4 毫升。

所以，在临床看病的时候，我都会交代病人 3 件事：

第一，每工作 1 个小时，就起来活动 5 分钟，放松一下后背肌肉，抬抬头，伸展胳膊。

第二，坚持做背部和颈部按摩。如果没有条件，就在家里让爱人或孩子帮助捶打按摩，力量不要太大，但是必须坚持 45 分钟到 1 个小时。有的病人说，孩子不在家，爱人坚持不了。我说，您告诉您爱人这个按摩捶打的重要性，就说是吴大夫说的，如果他不坚持，这个病就治不好，他要负这个责任。这么一说一般都可以做到了。为什么呢，治不好爱人的病，还不理亏一辈子啊！

第三，工作和走路的时候一定要注意保持良好姿势。在生活中对自己的站、坐、走的姿态都必须要注意。站的时候要收颏挺胸，稍稍用力收下腹部，这样可以使头和躯干部分的重心保持在一条线上，而这条线又和腿部重心相接，从而将对背部骨骼、肌肉的压力减到最小。比如在街上等汽车时，你最好想一想"怎样站最美观呢"，并以此对照检查自己的姿势。平时站立时最好像量身高时那样直立；坐在椅子上时，要注意收紧下颏，挺直背部；走路时要大幅摆臂，迈开大步，走出节奏，走出精气神。还有，走路的时候一定要前脚掌先着地，大家可以试着体会一下，如果前脚掌先着地，可以让您精气神倍增，头脑更加灵活，简直就像在做大脑按摩。

另外，游泳和降低枕头高度对锻炼颈后部肌肉是有益的。因为睡高枕头的姿势和站立时低头猫腰一样会产生不良后果。有很多人头痛的祸根就在于他们睡高枕头。

八、抒发情绪

紧张性头痛是一种身心疾病，得这个病的人一般都有较大的心理压力，或者情绪长期不好，郁结在心里抒发不出来，很多人都伴有失眠、心悸。这种不良情绪如果调节不过来，紧张性头痛也是难以治愈的。

怎么来抒发情绪呢？大家应该做好以下3条：

1. 拥抱阳光：体育运动是最好的抒发情绪的方法，特别是在阳光底下的有氧运动，推荐健走。

2. 休养生息：紧张性头痛与压力关系很大，人不能老是工作，不休息，上满弦，连轴转，谁都受不了。汽车开5000公里还要保养呢，而且要去4S店，人也需要保养。国际上提出3R原则，就是Relax（放松）、Recreation（休闲）和Rest（休息）。只有会休息的人，才是真正会工作的人，身体是一切的本钱。

3. 调适心理：心理压力还有一个重要来源，就是不能随心所欲，欲望得不到满足，贪心过重。要学会以平和的心态来对待工作和生活。过分追求金钱、权力是贪心，过分追求成功、技艺、学术也是贪心，以自我为中心，所有人都要按照你所说的办，不然就生气，这也是一种贪心。关键是要懂得舍得之道。人这一辈子，不能全作加法，减法更加重要。逐渐舍弃那些刺激你心灵深处，产生不舒适和压力的东西，才能令你心灵宁静、境界高远，真正获得随心所欲、怡然自得的心境，这也就是老子所讲的"将欲得之，必固予之"，不懂得舍，就不会有真正的得。

九、缓解头痛小窍门

紧张性头痛很多是由于颈后部的肌肉和纤维组织紧张造成的。脖子伸展练习法会帮您减轻头痛症状。所谓脖子的伸展练习，就是把你的头转向右边，把右手食指放在左边的面颊上，右手大拇指抵着下巴，然后轻轻地把头推向右边，同时，左手伸过头顶使中指触到你右耳朵上部，在头向下弯曲的同时，轻轻地把头推向胸部，并保持10 秒钟，然后向相反的一边重复做。这一过程每隔 1 小时做 1 次，待头痛症状得到减轻时，就减到每天做 2 次。如果在做的过程中感到头晕眼花，就立即停止。假如头痛持续并且变得更厉害，或者有其他症状，就要去医院了，这种头痛可能和其他更严重的疾病有关。

十、解字养生

首，巛象发，谓之鬊，鬊即巛也。

——《说文》

象形。金文字形，上面是头发和头皮，用以表示头盖；下面是眼睛，用以代表面部。本义：头。

中医认为头为"诸阳之汇"，"凡五脏精华之血，六腑清阳之气，皆上注于头"。也就是说，人体大脑需要大量的气血营养，如果人体气血充足，头脑得以濡养，则头脑灵活，耳聪目明；如果人体气血不足，清窍失养，邪气（如风、湿、火、痰等）占据脑部经络，就会出现头脑昏沉、头重涨满、视物模糊、耳朵发堵、听力下降这些表现，中医叫清窍失养。

第二篇
偏头痛的中药调养

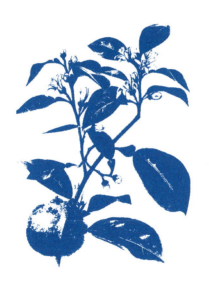

调养方

　　白芍20克　当归20克　川芎12克　天麻5克　三七3克

　　上药研极细末，装胶囊，每粒0.5克，早晚空腹各服两粒，枸杞子汤送下。

一、令人失去信心的头痛

头痛是最常见的临床症状之一，每个成年人都可能或轻或重地体验过头痛的滋味，可以说成年人头痛的发病率是100%，其中有一半人经常头痛。我是神经内科医生，根据我们的统计，因头痛到我们科看病的，高达总就诊人数的30%~40%，神经内科接诊的神经衰弱的患者也很多，其中一半都伴有不同程度的头痛。

德国伊森大学神经医院院长汉斯·克里斯托夫·第埃那说："头痛是世界头号病症，但多年以来，我们对它的研究并没有给予应有的重视。"

可能是因为不重视，也可能是其他的原因，西医治疗偏头痛，效果不理想。很多病人遵从医嘱，头痛的时候服用止痛药，如阿司匹林、芬必得、百服宁、西比灵等等，这些药虽能解决一时之痛苦，却造成长期服用止痛药之恶果，即永久性头痛。因为这些药并不能真正治疗头痛，这是典型的"头痛医头、脚痛医脚"，而且，止痛药越用越多，患者的胃、肝、肾的功能越来越差，有的把胃吃坏了，有的出现肝功能异常，严重的可以导致肾功能衰竭。很多病人对治疗偏头痛已经失去了信心。那么，偏头痛除了吃止痛药以外，还有没有更好的治疗方法呢？有什么办法能让头痛发作次数减少、发作程度减轻呢？

二、关键在调养

我可以肯定地告诉大家，在我的门诊，绝大多数患者经过治疗最终都摆脱了偏头痛的折磨和困扰。这里，我讲的是绝大多数，而不是所有的患者。为什么呢？因为偏头痛的最终控制不能仅仅依靠药物治疗，还需要患者积极主动地配合调养。或者说，我们的目的是让头痛发作次数减少，疼痛程度降低，甚至永远不再发作，而不是简单地等待头痛发作，然后对抗性地止痛。一些患者毅力比较差，或者嫌麻烦，不能坚持调养，还有一些患者对医生不信任，也难以坚持。没有患者和医生的很好配合，没有患者坚持不懈地日常调养，医生没有办法很好地治疗、控制这个疾病。

具体调养方法如下：

1. 从体质入手，长期服用调养中药，调整体质，逐步拔除病根。

2. 做血管体操，提高血管顺应性，协调血管收缩和舒张功能。

3. 头痛要忌口。

4. 把头痛消灭在萌芽状态。

三、中药调养

偏头痛的最大特点就是发作性。患者并不是时时刻刻都头痛，不发作的时候，像健康人一样，没有什么异常，但一旦劳累、失眠、受风、情绪波动、压力过大、吃了敏感的东西、月经前后甚至天气转热，头痛马上就来，典型的偏头痛表现为血管跳痛或刺痛，疼痛程度比较重，有的来势凶猛，一般都在头的一侧，也有在两侧的。头痛发作的时候，常常有疲倦、恶心甚至呕吐、眼花、面色苍白、心情压抑等症状。

我们都知道，人因体质不同，而容易得不同的疾病，有的走胃，有的走肾，有的走心脏，有的走肝脏，等等。那么，偏头痛的病人到底是一种什么样的体质呢？为什么这些人稍有劳累、情绪波动就头痛呢？

中医认为，各种突然发作的疾病，其根本病因就是"风"。比如突然半身不遂，甚至昏迷，西医叫脑梗塞或脑出血，中医叫"中风"；再比如突然口眼㖞斜，流口水，面瘫，中医认为也是受风了。中医对于这种反复突然发作性头痛，有一个专有病名，就叫"头风"。可见偏头痛与风的关联是何等的密切。

《黄帝内经》说："巅顶之上，唯风可到。"这个风有外风和内风的不同。外风容易理解，就是自然界中刮的风，外风主要是诱发因素。偏头痛发作的重要决定性因素是内风。按照中医理论，风为肝所主，《黄帝内经》所谓"风气通于肝"，如果肝风内动，煽动气血上逆头部，就会发生偏头痛。

那么，为什么只有这些偏头痛的患者容易肝风内动，气血逆乱呢？这就是基本体质问题了，也是中药调养的关键。中医理论认为，肝主疏泄，意思是说肝脏有条达气血的作用，让周身气血运行得自然而流畅。但是，这一疏泄功能必须要有一个基础，那就是肝的阴血要充足。如果肝血不足，肝阴亏虚，就会导致肝气燥热，失于柔和，就像树木失去了水的滋养而干燥易燃。这种体质的人如果遇到外界刺激，如受风寒、情绪激动、劳累等，就会引发肝气化火生风，带动气血上逆，导致偏头痛。为什么是偏头痛呢？因为胆经循行的部位就在头部的两侧，肝胆互为表里，肝气上逆，必入胆经而导致偏头痛。这也从另外一个角度证明，偏头痛的主要病源责之于肝。另外，肝气上逆会导致胃气不降，转而随之上逆，出现恶心甚至呕吐的症状；肝开窍于目，肝气上逆会导致眼花甚至难以睁开，这些都是偏头痛的典型症状。

通过以上分析，我们就明白了，偏头痛的病根是肝阴亏虚，肝血不足，中药调养关键要滋肝阴，养肝血，中医称为柔肝法。调养处方如下：

白芍 20 克　当归 20 克　川芎 12 克　天麻 5 克　三七 3 克

上药研极细末，装胶囊，每粒 0.5 克，早晚空腹各服两粒，枸杞子汤送下。这是一个月的剂量。

这是我的临床经验方，但说是自己的经验，实际上是站在前人的肩膀上，在古方的基础上，加减变化而成。我给大家解释一下这个方子。

白芍，味酸而收，入肝脾二经，主要能滋肝阴，辅助能养肝血，是中医柔肝的第一要药。大凡需要柔肝法治疗的疾病，中医一般首选白芍这味药。比如柔肝止痛法治疗腹痛，中医就用白芍配甘草，这是医圣张仲景的方子，临床效果很好。

当归，它的功能李时珍用4个字概括，"养血调经"，是中医养肝血最主要的药物。这味药不但能养血调经，而且能治疗头痛，比如我给大家介绍过，一味当归汤可以治疗经行头痛。现代药理研究发现，当归的主要成分之一阿魏酸，有明显的止痛作用。

白芍配当归，能滋肝阴，养肝血，是柔肝法的关键药物，因此，在这张调养方中，用量最大。中医方剂配伍讲究君臣佐使，这里面白芍是君药，当归是臣药。

川芎，辛温走窜，入肝胆二经，被称为血中气药，善行血中之气，上行头目，直达巅顶，为中医治疗头痛的要药。大家要注意，如果比较长时间服用，调养身体，川芎这味药不适合单独使用。因为这味药"走而不守"，中医认为"久服走散真气"。如果要用川芎调养，必须要有正确的配伍药物，来制约川芎的辛温走窜，其中最关键的配伍之一就是白芍。白芍味酸而敛，它和川芎一起用，就不会走散真气了。

天麻，它的功能用4个字概括，就是"平肝熄风"，它是一味很好的脑神经保健药物，主治病证很多，最主要两个病证，第一是眩晕，第二是头痛。这张方子少量用天麻，可以在肝风欲动，气血欲逆，引发偏头痛之前（这时候病人可能还没有什么感觉）用，把肝风熄灭于无形之中，这是防微杜渐的用法。

三七的作用是活血，流通血脉。中医有句名言，叫"通则不痛，痛则不通"，意思是说，疼痛的主要原因是经脉不通，如果经脉通畅，气血运行畅通无阻，就不会发生疼痛。这从现代医学角度也很好理解。大家可以想象一下，大脑里面的血管有成千上万条，密密麻麻，纵横交错。这么多的管道，就像城市的道路，控制得不好就会堵车，这里的管道被堵，那里的管道压力必然增高，如果将管道看成是橡胶的，被堵塞的橡胶管道就会变细导致缺血，压力高的橡胶管道就会变粗导致过度扩张，从而引发头痛。三七善于活血通脉，尤其善于通脑络，抑制血小板聚集，可以预防血管堵塞。

我曾经详细讲过枸杞子，大家也许还记得"仙姑打老儿丸"、"地仙丹"吧。有人会问了，为什么用枸杞子呢，枸杞子不是补肾的吗，跟头痛好像没什么关系啊。我告诉大家，中医最讲究的是治病求本，疾病的病因和根本也是有层次的。偏头痛的病因主要在肝，肝阴亏虚、肝血不足，就像树木没有了水的滋养。这个水从哪里来呢？两个来源，一是肝脏的阴血，这就像下的雨或者我们人工给树木浇的水；另外一个来源是肾阴，肾为水脏，肾阴就像地下水，如果地下水充足，土壤就可以一直保持湿润，维持树木的营养。所以柔肝的更深层次是要补肾，用枸杞子的目的就是要补先天之水，其理论基础是"乙癸（肝肾）同源"，其治疗方法中医叫"滋水涵木法"。

枸杞子汤的做法是：用枸杞子30克，水煎15分钟，放温即可。

四、刘完素与大川芎丸

前面我说了，这张调养的方子是在古方的基础上加减变化而来的。这张古方就是"大川芎丸"。大川芎丸是中医治疗头风病（偏头痛）的重要方剂，由两味药物组成，就是川芎和天麻。在《中药养生堂》这本书里，我介绍了用这两味药做药膳的方法，叫天麻川芎炖乌鸡，治疗偏头痛有很好的效果。值得注意的是，做这个药膳一定要在出锅前5～10分钟才放入天麻和川芎，这两味药煎得时间长了，基本上就没有什么效果了。

大川芎丸是著名中医刘完素的方子。刘完素又是谁呢？

刘完素字守真，自号通元处士，约生活于1110—1209年，是金时的河间人，因此后人又称他为"刘河间"。他是当时名声显赫的医家，是中医历史上著名的"金元四大家"之一的"寒凉派"的创始人。在理法上，他十分强调"火热"之邪致病的重大危害，因此，后世称其学说为"火热论"；治疗上，他主张用清凉解毒的方剂，故后世也称他作"寒凉派"。

刘完素主要以《黄帝内经》为学术基础，他精研医理，把《黄帝内经》中的关于火热致病原因的内容选摘出来，加以阐释，这就是著名的《病机十九条》。他还提出了"六气皆从火化"的观点，认为"风、寒、暑、湿、燥、火"六气都可以化生火热病邪。治病，尤其是治疗热性病的时候必须先明此理，才能处方用药。他所创方剂凉膈散、防风通圣散、天水散、双解散、大川芎丸等，都是效验颇佳的著名方剂，至今仍被广泛应用。对于《黄帝内经》中的"五运六气"，他也有着精辟的研究和独到的见解，并十分善于运用"五运六气"的方法来治病。他认为没有一成不变的气运，也就没有一成不变的疾病，因此，医生在处方用药的时候必须灵活机变，具体分析。刘完素在治疗热性病方面的完整理论和对"五运六气"的独到见解，对后世中医学的发展有着深刻影响，甚至对于温病学派的形成也有着至关重要的铺垫作用。

他认为处方用药，要因人而异，应视病人的身体状况、所处的环境和疾病的实际情况来选择用药，不可一成不变。他也极不满意当时朝廷要求使用《局方》，又不可随意加减的规定，坚持辨证施治，酌情发挥。他家门前车水马龙，挤满了远道而来的发热患者。甚至一些被抬来的昏迷病人，让他扎上几针，服了几服他开的药以后，竟然奇迹般地康复了。一次，他在路上见到一家人正在发丧，得知是产妇难产致死，可他见到棺中有鲜血淌出，便令人放下棺材，马上开棺诊治。他在难产妇的涌泉穴等穴位扎了几针，妇人竟然苏醒了，再刺她合谷、至阴等穴，胎儿竟然顺利地产下。家属忙跪地叩首，视之若神仙下凡。刘完素名声很大，传到了金朝廷中，金章宗为了笼络人心，请他到朝中为官，几次都被拒绝了。朝廷无奈，便赐给了他一个"高尚先生"的名号。

五、个体化调养

中医是典型的个体化治疗。个体化治疗讲究因时、因地、因人"三因制宜"。不同的时间，不同的地域，不同的人，虽然疾病一样，但是治疗的方法会有差别，中医调养也不例外。

这种个体化治疗曾经被认为是阻碍中医发展的绊脚石。为什么呢？不科学，没有办法重复。比如都是治疗头痛，这个病人你这么治，那个病人你那么治，在北京用这张方子，到广州就变了另外一张方子，这简直不可理解，也没办法研究中药到底有没有效，有多大疗效。

但是，随着现代医学，特别是基因技术的发展，科学家发现，同一种疾病，不同的人确实应当用不同的治疗剂量，甚至应用不同的治疗药物，这是跟基因有关的，科学家把这称之为基因多态性。所以，现在有大量的科学家开始研究这种个体化治疗，世界卫生组织（WHO）也指出，"个体化治疗是医学的最高境界"。

这下中医的辨证论治、治病求本、三因制宜的方法翻身了。但是大家想一想，中医提出个体化治疗已经几千年了，为什么它的理论基础被别人搞出来我们才认可呢？基因多态性只是中医三因制宜中"因人制宜"这一部分，那么"因时制宜"、"因地制宜"有没有理论基础呢？其实，中医在人体生理、病理和疾病的认识上，有许多不同于现代医学的独创性见解，这些见解很可能为医学重大理论创新提供关键线索，有人曾预言，中医理论中蕴藏着无数个诺贝尔奖。我们现在要建设创新型国家，其中医学上的创新源泉，在中国可能主要来自中医中药。这个源泉并非取之不尽，用之不竭，如果我们不够敏锐，不抢先一步，在这个知识传播畅通无阻的时代，我们几千年的实践积淀，很可能反而为他人做嫁衣裳。

上面介绍的调养方子应当说比较平和，针对了偏头痛的主要病因，适合大部分人。但并不是所有人都适合，用的时候要根据病人的具体情况加减调整，有的特殊病人甚至要换张方子。比如头痛的时候，刺痛明显的病人，瘀血比较重，要增加三七和川芎的剂量；跳痛明显的病人，肝火比较重，需要增加龙胆草；涨痛明显的病人，肝阳比较旺，需要增加钩藤；怕风明显的病人，风寒比较重，需要增加荆芥和防风；有些偏头痛患者属于痰湿或寒湿体质的，要更换整个调养的方子，等等。如果您拿不准，或用后效果不好或不舒服，最好能找有经验的中医大夫调一下，这样针对性比较强，能起到事半功倍的效果。

六、血管体操

每天坚持做血管体操，可以促进血液循环，提高血管顺应性，协调血管收缩和舒张功能。血管体操分两部分，第一部分是倒立；第二部分是冷热交替。具体做法如下：

倒立：每天早晚，各做 5 分钟倒立，不会做的，可以试着做弯腰从两腿间向后看的动作，目的是让血液充盈头部，促进血液循环，提高血管的顺应性和弹力。

冷热交替：每天早晨，用冷热水交替洗澡，目的是调节血管的收缩和舒张功能。如果身体条件不允许，也可以用冷热毛巾交替敷头部。

血管体操是偏头痛自我调养的关键一环，是摆脱偏头痛的基础，长期坚持，必能见效。

七、头痛要忌口

（一）少吃 3C 食物

奶酪（Cheese）、巧克力（Chocolate）、柑橘类食物（Citrus fruit），以及腌渍沙丁鱼、鸡肝、西红柿、牛奶、乳酸饮料等富含酪胺酸的食物，而酪胺酸是造成血管痉挛的主要诱因，所以如果你有偏头痛的病史，那么最好远离这些食物。

（二）小心香肠、热狗

香肠、热狗、火腿、腊肉等腌熏肉类、加工肉品等含有亚硝酸盐的食品，以及含味精多的食品会害你偏头痛，日常生活中尽量少吃些。

（三）警惕代糖食品

研究发现，代糖"阿斯巴甜"（Aspartame）会过度刺激或干扰神经末梢，增加肌肉紧张而引发偏头痛。低糖可乐、低糖汽水、无糖口香糖、冰淇淋、复合维生素和许多成药中都含有阿斯巴甜。所以对代糖过敏的人，只要啜饮一小口低糖汽水，就会引发头痛。

（四）谨慎使用止痛药

止痛药可能是个诱人的陷阱。许多人自行服用止痛药试图减轻疼痛，然而超量服用止痛药，不但无法解痛，相反还会造成药物引起的"反弹性头痛"，让你患上慢性偏头疼。如果你一星期服用超过2次或3次止痛药来缓解疼痛，请马上就医！

（五）少喝红酒

所有酒精类饮料都会引发头痛，特别是红酒含有更多诱发头痛的化学物质。如果你真想喝上两杯，那最好选择伏特加、白酒这类无色酒。

（六）注意冷饮

到了夏天，很多人都喜欢吃冷饮和冷的食物。但是，头痛患者要特别注意，冰淇淋及其他冷的食物都会引起头痛。有的人到了夏天，只要吃冰淇淋就会头痛，其他时间都没有问题，我们把这种头痛叫"冰淇淋头痛"。

（七）避免吃过敏性食物

现在有一种学术观点，认为那些经常发生偏头痛的人对一些食物过敏，食用后由于变态反应发生偏头痛。国外学者一项有关头痛患者饮食的实验出人意料地发现，人们经常食用的面粉、橘子、蛋类、牛肉等也能使人产生过敏反应而引发头痛，不吃这些食物头痛就有所缓解。因此，偏头痛患者对自己头痛与食物的关系，要特别留心，找出那些引发你头痛的食品，可以大大减少头痛发作几率。

八、治疗和预防头痛的食品

近年来国外的研究发现，某些食物可能导致偏头痛的发作，而另一些食物却能治疗和预防偏头痛。研究发现，这些食物大都含有一种物质，就是镁。镁能抑制神经兴奋、调整血管张力、调节血流、放松肌肉。对某些人来说，即使只缺一点镁，就能引发头痛。偏头痛患者在平日里应多吃点含镁高的食物，例如：全谷类食物、坚果种子（如杏仁、腰果、榛子等）、花菜、豆腐等。

九、把头痛消灭在萌芽状态

偏头痛重在预防，如果有不适马上采取措施，往往可以将头痛发作消灭在萌芽状态。

如果预感到头痛要发生，这是血管收缩的前奏，这时可以采用局部热敷的方法。一般使用热毛巾热敷，一定是自己觉得舒服的温度，避免烫伤。热敷之后，相当一部分人的头痛预感就会消失。

如果头痛已经开始发作，这说明部分血管已经开始膨胀，过度舒张了，这时应使用冷毛巾冷敷，用冰箱把毛巾冷藏后冷敷头部，也可以使得相当一部分头痛发作得到缓解。

美国流行一种热水浸手治疗偏头痛的物理疗法。在头痛刚刚开始的时候，备足两热水瓶热水，40 摄氏度以上，把双手浸泡在盆中热水里。浸泡过程中，要不断加入热水，以保持水温。半小时后，头痛逐渐减轻，甚至完全消失。偏头痛是由于脑血管充血扩张造成。双手浸泡在热水中以后，手的血管充盈，血液流聚于手部，脑血管充血量相对减少，痛感便逐渐消失。热水浸手治偏头痛，这是"围魏救赵"的办法，也可以同时热水泡脚。

十、经行头痛

有一种偏头痛，与月经关系密切，每到月经快来的时候，就开始头痛，严重的还有恶心呕吐的现象，通常伴有乳房胀痛、情绪急躁、经血色暗有块等。等月经通畅了，头痛也就自行缓解了。中医称这种头痛为经行头痛，主要由于月经不够通畅引起的。怎么治疗呢？

我有一个临床经验方，即是一味当归汤。用当归20克，水煎一大杯，分4次温服，从月经前1周，一直服用到月经第三天，治疗多种与月经不调有关的疾病，起到了很好的临床疗效。对于经行头痛，见效很快，如果不是特别严重的，当月就起效。

当归的作用，4个字可以概括，是李时珍给总结的，就是"养血调经"。当归和女人可以说有不解之缘。经过配伍组方，当归对妇女的经、带、胎、产各方面的疾病都有治疗效果，在治疗妇科病的中医方剂中，有"十方九归"的说法，也就是说，10张治疗妇科的方子中，有9张会用到当归。所以中医称当归为"女科之圣药"。

我之前在《中药养生堂》中介绍过这张药方，后来有很多患者给我打电话、发电子邮件，说用了一味当归汤以后，效果很好，不但能治疗头痛，对痛经、月经不调，甚至黄褐斑都有很好的疗效。大家喜欢用这味药，还有一个原因，那就是用法简单，容易坚持。每个月只要吃10天就可以，不用天天都吃，而且当归的药味很香，女性朋友一般都容易接受。关于当归的详细介绍，大家可以看看《中药养生堂》这本书。

十一、养生小窍门

指压头顶治疗头痛：用大拇指按压头顶百会穴（在两耳连线的中点），压住不能放松，持续3分钟。这个方法，不但能在头痛发作时减轻头痛，而且，如果持之以恒，每天都坚持做，可以减少头痛发生频率和疼痛严重程度，并可以辅助降压，让头发更有光泽。

十二、解字养生

八风也。东方曰明庶风，东南曰清明风，南方曰景风，西南曰凉风，西方曰阊阖风，西北曰不周风，北方曰广莫风，东北曰融风。风动虫生。故虫八日而化。从虫凡声。凡风之属皆从风。

——《说文》

《黄帝内经》说："巅顶之上，唯风可到。"这个风有外风和内风的不同。外风容易理解，就是自然界中刮的风，外风主要是诱发因素。偏头痛发作的重要决定性因素为内风。按照中医理论，风为肝所主，《黄帝内经》所谓"风气通于肝"，如果肝风内动，煽动气血上逆头部，就会发生偏头痛。

从头到脚中药养

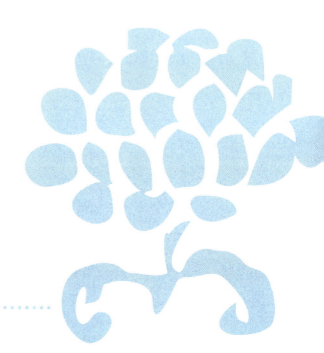

第三篇
脱发的中药调养

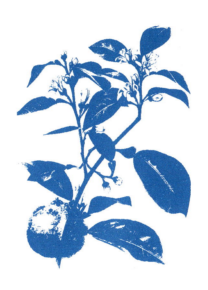

调养方

制何首乌20克水煎30分钟，代茶，每天早晨空腹送服茯苓粉10克，连服3个月至半年。

一、茯苓的独特功效

我在门诊看病的时候，经常会遇到一些病人，由于工作繁忙，用脑过度，压力过大，身体休息、调节不过来，导致头发失去光泽，甚至大量脱落，每天早晨起来，枕巾上就有很多头发，洗澡梳头时掉得更多，病人非常担心，问我有没有办法。像这样的病人，我一般会给开一个调养头发的方子，用茯苓单味药研粉，早晨空腹服10克，温水送服，连续服用半年。疗效一般在两三个月后出现，绝大部分病人都会欣喜地发现，头发越来越润泽，越来越黑亮，脱发停止了，甚至稀疏的头发变得越来越浓密。

二、岳美中先生

这个简单的处方我在临床上屡试屡验，治好了大量脱发病人。有人会问了，吴大夫哪里得到的这个方法，是自创的吗？告诉大家，这是北京著名老中医岳美中先生的经验方。

岳美中先生是著名中医学家，在中医学界享有崇高声誉。他本来是学国文的，四书五经，皆能背诵，功底扎实，年轻时的职业是小学老师，后来得了肺病咯血证，百治不效，教师的工作也给丢了，被辞退了，于是萌发了学习中医的念头。岳美中学医之初，先从

《医学衷中参西录》入手，研读了大量中医名著，对《伤寒论》和《金匮要略》用功最深，颇多心悟。为体察药性，常购药自服，一次因服石膏过量，下泻不已。后来，他不但治好了自己的肺病，而且在他的家乡，治好了很多疑难病症，比如邻村小木匠徐福轩，突患精神病，烦躁狂闹，诸医束手无策，岳美中细察脉证，系"阳狂并有瘀血"，予调胃承气汤治疗而愈。先生的医术逐渐声名远播，就医者门庭若市。

岳先生是近现代先学文、后学医、自学成才而最终成为一代中医大师的典范。他倡导在辨证论治的基础上，要特别重视专病专方挖掘、筛选和利用，他说：一病必有一主方，一方必有一主药，这是医家不传之秘。因此，先生在他的著作里，总结了不少简、便、验、廉的专方专药，茯苓治脱发就是一个，其他还有很多，比如用薏苡仁治疗扁平疣，用黑白牵牛子治疗小儿伤食，用玉米须治疗水肿，用黄芪粥治疗肾炎，用小建中汤治疗胃痛，用四神煎治疗关节肿痛等等。

《岳美中论医集》、《岳美中医话集》是岳先生的代表著作，每次研读都会有不同的收获，读他的书如饮甘露，畅快淋漓。给我启发比较大的还有张锡纯的《医学衷中参西录》，而这本书恰好是岳美中自学中医的入门所读，真是无巧不成书。我临床喜用张锡纯和岳美中两位先生的理论和方剂诊疾疗病，说来与岳先生的学术还或多或少有些渊源。

三、茯苓为什么能治疗脱发

中医认为，"发为血之余"，人体血液充足，头发才能乌黑浓密，如果血虚不足，头发就容易枯黄脱落。比如女性产后血虚，就容易脱发。头发在中医里还有另外一个名称，就是"血余"，有一味中药叫血余炭，就是头发煅成的炭，有良好的止血作用。

《黄帝内经》说，"中焦受气取汁，变化而赤，是谓血"，这里的中焦指的是脾，脾主运化水谷精微，是气血生化之源，如果脾的功能健旺，则气充血足，自然就能生发。

茯苓生长在松树下，有的长在松根旁边，有的环抱松根生长，《淮南子》中就有"千年之松，下有茯苓"的说法。所以，茯苓是"假松之真液而生，受松之灵气而结"，而松树一直被中国人认为是长寿的象征。我国自古以来就有很多关于茯苓养生的记载，《肘后方》中说，食用茯苓"至百日肌体润泽，延年耐老，面若童颜"。

茯苓之所以被历代医家推崇为养生保健的重要药物，主要原因是这个药能够补养后天，就是有健脾作用，中医说脾为后天之本，通过健脾，可以生化气血，增强体质。茯苓治疗脱发的根本道理就是通过健脾而达到生血生发的目的。

有人问了，健脾的药物很多，党参、白术、山药、扁豆都可以，为什么唯独茯苓的作用好呢？这和茯苓的另外一个作用有关，就是养心安神。众所周知，脱发和精神压力大有很大关系，大部分脱发病人都有这样的体验，开始脱发的时候，大都处在压力非常大的情况下。《神农本草经》说茯苓"久服安魂养神"，苏轼的弟弟苏辙少时多病，经常服用茯苓，对茯苓的疗效有很深的体会，认为这味药能够"健身心"。"健身心"这3个字说出了茯苓的最重要的功效特点，这味药长期服用，不但能补益后天，强身健体，延年益寿，而且能安魂魄而定心志，让你的心情安静平和，缓解压力，这是茯苓有生发独特功效的另一个原因。

四、联合用药

脱发、头发干枯萎黄的主要原因就是血虚，不能荣养头发造成。血液的生成来源实际上有两个，一是来源于后天，脾的气血生化作用，另一个来源于先天，由精转化而成，所谓"精血同源"，血能生精，精亦能生血。所以中药中对头发作用最好的药物，一味是茯苓，另一味是何首乌，这两味药都能治疗脱发，但是作用途径不太一样。何首乌填肾精、养肝血，通过滋补先天来生发养发，茯苓健脾除湿，通过补养后天来生发养发。

因此，我在临床上治疗脱发，把这两味药物结合起来，可以提高疗效，这是我的经验方，用制何首乌20克，水煎30分钟，代茶，每天早晨空腹送服茯苓粉10克，连服3个月至半年。

这里要说一下，岳美中老先生原方茯苓的用量是每天6克，我为什么要提高茯苓的用量呢，因为现在的茯苓多是人工种植，效力比野生茯苓要小得多。

五、何首乌与"精血同源"

何首乌这味药，既能补肾填精，又能滋肝养血，与中医"精血同源"理论最为对应，尽得精血相生之妙。

近代名医张山雷说："首乌之根，入土甚深，而藤蔓延长，极多且远，能入夜交缠。含至阴之气，具有凝固能力，所以，专入肝肾，补养真阴，且味固甚厚，稍兼苦涩，性则温和，皆与下焦封藏之理符合，故能添益精气，备有阴阳平和作用，非如地黄之偏于阴凝可比。"首乌不但入土很深，而且生长缓慢，50 年能长得像拳头那么大，100 年才能长得像碗那么大，而且坚硬如石，横断面和肝脏的横断面极其相似，所以又叫马肝石。《黄帝内经》说"肾主藏精"，何首乌不但能滋补肝肾，填精养血，而且具有封藏之性，所以这味药是中医养生保健的关键药物之一，同时也是养发生发不可或缺的重要药物。

六、进一步提高疗效

对于比较严重的脱发，比如斑秃或者男性脱发（秃顶），只用何首乌和茯苓力量还是要差一些，下面给大家介绍一个师传的经验方，配合首乌、茯苓，绝大多数患者都能获得满意疗效。

党参 60 克　生黄芪 80 克　白术 30 克　炙甘草 15 克

茯苓 30 克　陈皮 25 克　半夏 30 克　当归 30 克

生地 60 克　制何首乌 60 克　黄精 60 克　丹皮 30 克

上药打粉，炼蜜为丸，每丸 9 克，早晚各服 1 丸。

这张方子考虑是比较全面的。上面已经讲过，脱发的主要原因就是血虚，不能荣养头发造成。这张方子里，党参、生黄芪、白术、炙甘草、茯苓都可以健脾，补益后天而生血；当归养血生血；生地、制何首乌、黄精可大补先天，填精生血；脾肾两虚不但不能生血，往往容易滋生痰湿，上犯清窍，阻滞脑络，使气血不能上达，荣养头发，所以方中用茯苓、陈皮、半夏化痰除湿；精血不足，易生内热，《黄帝内经》所谓"阴虚生内热"，所以用丹皮清化浮游之内热，同时也可以制约各补药的热性。综观全方，能健脾补气、益肾填精、滋肝养血、化痰除湿，气血充足，脑络通畅，自能生发。

这是张基本的方子，中医认为，各种脱发的根本原因都是血虚精亏，治疗的方法以补血填精为根本。但也有部分病人，特别是年轻病人，有血热生风的病机存在，有的病人则表现为湿浊上泛，治疗上应当有所加减变化，因人而异。建议脱发比较严重的病人到医院诊治。

七、脱发外治法

中医治疗脱发有大量的外治经验，与内服药物结合使用，可以大大提高疗效，下面介绍一个经验外治方法，这个方法由唐代医家王焘编的《外台秘要》所载"近效生发膏"一方发展而来，经临床多年实践，效果颇佳。

生附子 50 克　蔓荆子 50 克　柏子仁 50 克　蜂房 50 克

川芎 50 克　藁本 50 克　白芷 50 克

制作方法：将以上药切碎研细，用酒浸渍，装入瓷罐中密封，候半月余，将药取出，用乌鸡脂调和。使用时先洗头发，然后将药涂于头发中，两小时后洗去，两天一次。《外台秘要》称其功效"数日生长一尺"。

八、减轻心理压力

脱发与精神因素密切相关，大多数病例发病前有精神创伤，如长期焦急、忧虑、悲伤、精神紧张和情绪不安等，而且在发病过程中，如果情绪受到刺激，可以使病情迅速加重。因此，治疗脱发的基础就是要解除思想负担，坚定治疗信心，保持思想开朗，减轻工作压力，劳逸结合，尽量保证充足睡眠。

　　事实上，男性秃顶并非全是坏事，是否把秃顶看做一种心理负担，关键看秃顶者的心态，无则无之，有则有之。现今很多研究表明，秃顶者不但身体健康，而且还有很多优势。研究发现，秃顶者通常不易患癌症、心血管疾病和骨质疏松症，秃顶的男性往往显得更聪明，俗话说"聪明绝顶"。因为秃顶者雄性激素分泌旺盛，雄性激素可以促进右脑发育，右脑主管图像、几何等空间识别能力，特别是数学才能。因此，那些秃顶者往往有超常的数学才能。

九、饮食调养

　　脱发的主要原因是精血不足，脾为后天之本，是气血生化之源，肾为先天之本而主藏精。因此，具有健脾补肾作用的食品，往往具有治疗和预防脱发的作用，比如黑芝麻、核桃、黑豆等。

　　这些食物单独食用就有一定的效果，结合起来效果更好，如果能长期食用，持之以恒，必见效果。

　　这几样东西在一起怎么用疗效比较好呢，我们有一个经验方，叫做"生发散"。具体做法如下：

　　黑芝麻（炒熟）200克，核桃仁（炒熟去皮）200克，黑豆（炒熟）200克；将红枣、黑豆、核桃仁、黑芝麻共捣碎，每次用两匙，热牛奶冲开，再加入一勺蜂蜜，坚持久服。该方具有养血生精、止脱生发、悦颜美肤的功效。

十、头皮按摩

经常按摩头皮，能够增加头皮的血液供应，使发根变得结实有韧性。按摩的方法是：每天早晨和睡前，坐正身子，先从前额正中开始，把指头插入头发，像梳子一样自前向后地梳，共20次。然后再从前额开始，用指头边按边揉，由前往后，逐渐按摩到后脑。大家要注意：手法要轻柔，不能用小棒等硬物敲击头皮，否则会诱发或加重脱发。

十一、养生小窍门

生姜外治法：生姜切片，用干净的不锈钢锅或微波炉加热，外用涂擦脱发部位，可以促进局部血液循环，刺激头发生长。

啤酒洗发法：把头发洗净擦干，取啤酒30～50毫升，均匀地涂在头发上，并按摩3分钟，15分钟后，用水把头发冲洗干净，然后再用30毫升啤酒涂头发并按摩，再用梳子将头发梳一遍，让啤酒均匀地渗透到发根，让头发自然风干。此法不但能促使头发生长，还可使头发光泽滋润。

十二、解字养生

秃，无发也。从人，上象禾粟之形，取其声。凡秃之属皆从秃。王育说：仓颉出见秃人伏禾中，因以制字。

——《说文》

传说仓颉有一次出门，看见一个秃头的人伏在禾田里，因此造了这个"秃"字。

中医认为，"发为血之余"，人体血液充足，头发才能乌黑浓密，如果血虚不足，头发就容易枯黄脱落。比如女性产后血虚，就容易脱发。头发在中医里还有另外一个名称，就是"血余"，有一味中药叫血余炭，就是头发煅成的炭，有良好的止血作用。

从头到脚中药养

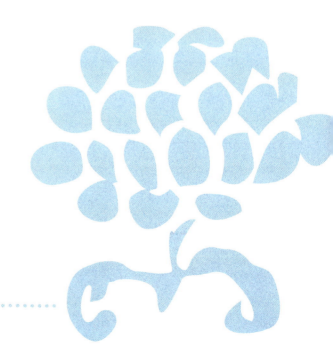

第四篇

头晕的中药调养

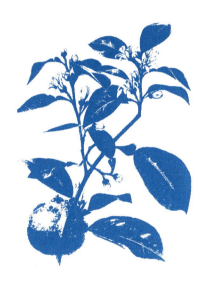

天麻45克　三七粉15克

上药研极细末，装胶囊，每粒0.5克，早晚空腹各服两粒，泽泻汤送下。

一、治病求本

常有一些老年人，他们深信中医，大都有过用中医中药治好自己陈年痼疾的经历，他们在劝说身边的人去看中医时，经常用一句话来形容中西医的差别，那就是"中医治本"。这句话来自《黄帝内经》，原文是"治病必求其本"。大家都说中医治病求本，能拔除病根，但是，这个"治病求本"的"本"到底是什么意思呢？事实上，这是中医最本质、最核心的东西，同时也是很难说清楚的一个概念，因为里面包含着太多的内涵和层次，而且，这些内涵和层次会随着医生认识的提高而不断丰富。一般中医大夫找不到的"本"，可能高明的中医大夫就能够抓住，所以中医医生治病的水平相差甚远，中医大夫的水平高低，主要取决于他对疾病本质的把握。

我这次主要是给大家讲人体的各种不适症状和疾病如何用中药进行调养。既然要调养，就必须要认清症状和疾病的本质，所以这个"本"不得不讲。怎么办呢？当然不能空讲理论，我用一些临床病例来比较形象地讲给大家，虽然不系统，但大家至少能听得比较明白。

关于头晕的治疗，就有这么一个典型的病人。

二、一个老大难病人

头晕是神经内科的常见病,病人在我们这里一般都能很快得到妥善治疗,但也有一些棘手病人。有一个病人,60多岁,体型偏瘦,头晕已经三四年了,跑遍了各大医院,输液、吃药毫无效果,病情反而越来越重,找到我这里来看。病人的症状很特别,坐着、躺着、站着都没事,就是别走路,只要一走路,马上头晕,身体不由自主地往前倾倒,像有人推着一样,走路时像踩弹簧床,脚下无根,而且往上蹿,这样一来,几乎走不了路了,必须有人搀扶,不然就会摔倒,看周围的东西没有问题,不旋转。病人有多年糖尿病和高血压病史,核磁共振(MRI)检查发现多发的腔隙性梗塞,其他检查都正常,包括内耳检查。

病人3年来吃过很多药物,包括输液,从来没有任何效果,这个病人的头晕治起来肯定很棘手。因此,我提前就跟病人说,可能要多吃一段时间的药,需要摸索到有效治疗方法才行。病人说,没问题,我就在您这里治了。

病人身体偏瘦,鼻中异常干燥,时有口干,走路时有向上跳动的感觉,加之糖尿病、高血压病史,都有伤阴的基础,因此判断为阴虚阳亢证,用平肝潜阳的办法治疗两周,毫无效果。后来考虑到病人有腔隙性梗塞,舌质也偏暗,考虑有脉络瘀阻,加用活血化瘀药品,前后一个半月,仍然毫无效果。

每次病人来看病，我就说，"老大难又来了"，病人和我的学生都嘿嘿一笑，似乎很轻松，像老朋友一样，但大家的心理压力可想而知。病人承受着巨大的痛苦，还这么坚信医生，还和我们一起调节气氛，这是值得尊重的病人。

我想，这么治疗下去是不行了，肯定没抓到本质的东西。中医里有一句话，叫"怪病责之于痰"，这个病人虽然没有任何痰湿的症状和舌脉，但是还是要试一试。

于是我开了一张方子，是程钟龄的半夏白术天麻汤合用医圣张仲景的泽泻汤，用量都比较小，因为没有多少的证据说明应该用这样的药物。

一周后病人回来，兴奋地说，这个药好像管点用，走起路来，偶尔有不晕的时候了，以前从来没有这样过。疾病的转机就这么不可思议地出现了，可是，我却百思不得其解，为什么呢？为什么化痰祛湿药会起效？病人没有任何痰湿内停的症状和体征。

每次对病人的情况存有疑虑的时候，我都会和病人多聊一会，详细问问病史，这是我的一个习惯。于是，我让病人详详细细地重新说一遍整个发病过程，可是，没发现任何有用的线索。我忽然问了一句，完全是没有什么目的的随便一问："您年轻的时候身体好吗？"病人说："我年轻的时候可不是这样，长得很胖，到过150多斤，现在只有100斤不到了。"我马上追问："您年轻的时候精气神属于足的，还是觉得精气神不够？"病人说："好像没有同事精气神足。"

这可真是"众里寻他千百度，蓦然回首，那人却在灯火阑珊处"，病因终于找到了。

三、体质的重要性

中医认为，身体肥胖是痰湿证的重要指征，《黄帝内经》说"肥人多痰，瘦人多火"。但是，也不是所有胖人都有痰，大抵上讲，肥胖而精力旺盛者，多为身体强盛，内火较大；而肥胖精气神不足者，为痰湿体质无疑。

这个病人有长期糖尿病和高血压病史，异常升高的血糖和血压能够缓慢消耗人体的津液阴血，可以让人逐渐消瘦。医生看到的病人的症状和体征，一派阴虚表现，但这是表面的证候，是得了糖尿病、高血压以后才有的证候。而病人的内在证候、体质却是痰湿，这个痰湿证现在表现不出来，被掩盖了，被隐藏了，但它却是病人头晕症状的罪魁祸首，是真正的"本"。

因此给病人接着用半夏白术天麻汤和泽泻汤，逐渐加大用量，病人多年来的毛病终于治好了，体重也逐渐增加。后来，他们全家人都到我这里来看病。

四、病人是医生最好的老师

这个病例有很多值得总结的地方，最关键的有以下 3 点：

首先，提供了一种解决疑难杂症的全新思路。疑难杂症之所以治不好，肯定是病因没有找到，辨证不准确、不清楚。而这个病因，很可能与病人的体质（禀赋）有关。因此，我现在每当遇到疑难病人，都会详细询问病史，病人年轻时候的体质表现，甚至家里父母兄弟姐妹的情况都要问，往往都有意想不到的收获。这种收获，已经不是一两个病人的收获，而是变成了一种思路，这种思路的形成，大大提高了我治疗疑难杂症的疗效。

其次，细节决定成败。虽然这个病人长期高血糖、高血压改变了证候，医生所能看到的都是表面的阴虚证的表现和体征，但是现在细细回想起来，病人的表现是非常特殊的，只要走路就头晕，就像踩着钢丝床，这并不是阴虚阳亢的头晕特点，现在看来，这是痰湿头晕的特点之一（痰湿头晕的另外一个特点是天旋地转），只是以前不知道、书本里从来没讲过罢了。

再次，医生心中要有病人。医生的头脑里要时时刻刻想着病人，特别是那些疑难的病例。这样有 3 个好处，一是看资料、写文章、开会的时候，一些医学知识会触动你的神经，往往治疗的思路就出现了。二是可以在和同事聊天时提到这个病人，甚至几个人可以专门讨论一下这个病人，有时候，治疗转机也会出现。三是中医看病，脑子里挂念不挂念，开出的方子，得到的疗效是不一样的，如果在梦中梦到病人，中医称为"心境"，往往会出现比较好的疗效。就像达·芬奇能够把蒙娜丽莎画到极致一样，是因为他天天挂念着这个女人。

这个病人给我的收获太大了，所以印象非常深刻。但是，这一切的得来，全靠一个基础，那就是，病人对医生的信赖，如果病人不能坚持治疗，上面所说到的一切都不会出现。所以我常说"病人是医生最好的老师"！

五、程钟龄的半夏白术天麻汤

程国彭，字钟龄，清朝名医，程国彭曾攻举子业，聪颖博学，名闻桑梓。因家贫体弱，每罹疾患则久久不愈，遂辍学在家休养。其间涉猎医籍，有感岐黄之术博大精深、济世救人，于是沉潜于医学。

程氏一生诊务极其繁忙，然而于古代医著研读不敢稍懈。每当前人之说与临床实际不相符时，即苦思冥想，每有顿悟，随即笔录之。如此30年不稍懈怠。五旬之后，程氏学验俱丰，于是总结归纳心得体会，撰成《医学心悟》一书。

《医学心悟》最大的贡献是提出著名的"汗、吐、下、和、温、清、补、消八法"，"八法"至今仍有效地指导着临床医生的实践，这是程氏对中医学的伟大贡献。《医学心悟》不仅以首创"八法"而著称于世，所载诸多验方，300多年来也屡试不爽。著名的验方有启膈散、半夏白术天麻汤、止嗽散、消瘰丸等。程钟龄苦心孤诣撰著的《医学心悟》，用以入门，不失法度，用于临床，多有实效，诚为医界津梁，患者慈航。

半夏白术天麻汤是目前中医神经内科最常用的方剂之一，这张方子不但治疗头晕效果好，对于痰湿上犯引起的癫痫、头痛、高血压、失眠、耳鸣等，都有显著疗效，真济世活人之妙方也。

六、"无风不作眩"与"无虚不作眩"

中医认为，头晕目眩的发病原因很多，病机各不相同，但有3种情况最为常见，就是"无痰不作眩"、"无风不作眩"和"无虚不作眩"。痰湿头晕上面已经详细讲过，主治方剂就是半夏白术天麻汤。另外，头晕的另一个重要原因是肝阳上亢、肝风内动，表现为头晕而涨、脑热面红、耳鸣堵闷、口干口苦、脾气急躁、脉象弦硬等，主治方剂是天麻钩藤饮或镇肝熄风汤。还有一种常见的头晕是由于气血不足，导致脑供血不足引起，表现为面色萎黄、头晕目眩、气短乏力、皮肤松弛、慢性子、脉软无力等，主治方剂是用补中益气汤加减。

中医治病讲究个体化，讲究辨证论治，所谓"同病异治"。在临床上，病人的表现可没有这么简单，千差万别，错综复杂，很难辨别清楚。我们在临床实践中，发现了一种比较直观的辨别办法。

七、洋为中用

脑的营养来自两条动脉，颈内动脉和椎动脉。大脑半球的前三分之二和部分间脑由颈内动脉供血；大脑后三分之一、部分间脑、脑干、小脑由椎动脉供血。椎动脉供血不足，是引起头晕的主要原因。

神经内科有一种检查手段叫 TCD，就是经颅多普勒超声，可以在无创情况下测定脑动脉血流情况。我们发现这样一条规律，绝大部分椎动脉流速加快的头晕患者，多属于中医的肝风内动、肝火上扰证，用平肝泻火药头晕就会缓解，流速就会降下来；相反，绝大多数椎动脉流速减慢的头晕患者，多属于中医的气血不足证，用补气养血的方法治疗，头晕就会缓解，流速也会加快。有了这种直观的检查方法后，给病人解释就轻松多了，也容易理解，而且可以帮助年轻的中医大夫更准确地辨证。

事实上，很多现代的医疗仪器设备、检验指标是可以为中医服务的，可以看做是中医望、闻、问、切四诊的延伸，我相信，即使扁鹊、华佗再世，他们也绝不会放着这么好的设备不用的，关键看怎么应用。

八、可以引起头晕的疾病

头晕虽然是常见症状，但其实并不简单，原因非常复杂，其中包括·些急性严重疾病，至少有 50 种疾病的首发症状可以表现为头晕，常见的有高血压、低血压、心脏病、低血糖、神经官能症、椎基底动脉供血不足、颈椎病、脑梗塞、脑出血、颅内肿瘤、多发性硬化、脑干脑炎、小脑脓肿、锁骨下动脉盗血综合征、前庭性癫痫、美尼尔病、突发性耳聋、迷路炎、运动病等等。因此，头晕的明确诊断非常重要，建议头晕患者一定首先到医院就诊，明确原因，才能有针对性地进行治疗。

九、头晕的中药调养

绝大部分头晕会反复发作，临床控制了主要症状以后，长期调养就变得非常重要，下面是我的调养经验方：

天麻 45 克　三七粉 15 克

上药研极细末，装胶囊，每粒 0.5 克，早晚空腹各服两粒，泽泻汤送下。这是一个月的剂量。

天麻给大家介绍过，它是一味很好的脑神经保健药物，主治病证很多，最主要的前两个病证，第一是眩晕，第二是头痛。所以著名的"金元四大家"之一、"补土派"代表李杲说："眼黑头晕，风虚内作，非天麻不能除。"这张方子中天麻是关键药物，用量也比较大。

三七的作用是活血通脉。头晕归根结底是脑部供血出现了问题，三七善于活血通脉，尤其善于通脑络，可以抑制血小板聚集，抑制血栓形成，不但能防治头晕，还可以预防心脑血管疾病，少量使用，还可以延年益寿，增加抵抗力。从植物分类上看，三七和人参实际上是一个种属。

泽泻汤的做法是：用泽泻 30 克，水煎 15 分钟，放温即可。

泽泻是中药里面一味重要的药品，专入肾与膀胱二经，主要功能是利水渗湿。《神农本草经》说泽泻："久服，耳目聪明，不饥，延年，轻身，面生光。"《本草纲目》解释说："泽泻，气平，味甘而淡，淡能渗泄，气味俱薄，所以利水而泄下。脾胃有湿热，则头重而目昏耳鸣，泽泻渗去其湿，则热亦随去，而土气得令，清气上行，天气明爽，故泽泻有养五脏、益气力、治头眩、聪明耳目之功。"

医圣张仲景在《金匮要略》中有"泽泻汤"一方，专治水湿内阻，头目昏眩。福建名医蔡友敬先生，最善用大剂量泽泻治疗眩晕。泽泻不但能利水渗湿，还能生发清阳之气，有阳气上升，浊阴下降的妙用，所以能聪耳明目，治疗眩晕。而且现代研究认为，泽泻能助推人体代谢功能，有明显的调节血脂作用，对血糖代谢也有一定的影响，还能防治动脉粥样硬化，所以，也适合脑动脉硬化供血不足引起的头晕。泽泻汤在这张调养方剂中具有重要作用，没有泽泻汤，疗效会差很多。

十、养生小窍门

中医说"天柱、大钟按摩宽，便是醒神健脑丸"，坚持按摩天柱穴、大钟穴，可以改善脑部血液循环，通畅气血，醒神健脑。具体做法如下：

按摩天柱穴：天柱穴位于第 1~2 颈椎水平正中的哑门穴旁开 1.3 寸，颈后大筋（斜方肌）外缘。用食指、中指和无名指 3 指相并，每侧自上而下，按摩 20 次。

按摩大钟穴：大钟穴位于足内踝后 5 分的太溪穴下部与后跟腱侧边的交点。用大拇指指腹按压在该穴上，每侧由上而下按摩 20 次。

十一、解字养生

晕，日月气也。从日军声。

——《说文》

中医认为，头晕目眩的发病原因很多，病机各不相同，但有 3 种情况最为常见，就是"无痰不作眩"、"无风不作眩"和"无虚不作眩"。痰湿头晕主治方剂就是半夏白术天麻汤。头晕的另一个重要原因是肝阳上亢、肝风内动，表现为头晕而涨、脑热面红、耳鸣堵闷、口干口苦、脾气急躁、脉象弦硬等，主治方剂是天麻钩藤饮或镇肝熄风汤。还有一种常见的头晕是因为气血不足，导致脑供血不够引起，表现为面色萎黄、头晕目眩、气短乏力、皮肤松弛、慢性子、脉软无力等，主治方剂是用补中益气汤加减。

第五篇
震颤的中药调养

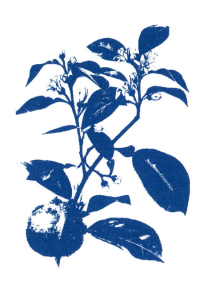

天麻2克　制何首乌2克

上药研细末，打入两枚鸡蛋内，蒸鸡蛋羹，每天食用一次，用于震颤的维持治疗。

一、典型病人

一个老年病人，80 多岁，得了帕金森病，开始时还不是很重，吃多巴胺，一次半片，一天 3 次就能控制。可是，随着时间的推移，原来的药量不管用了，颤抖也越来越严重，从四肢逐渐发展到头部，虽然不断增加药量，但是症状似乎再也控制不住了，说话发音都有困难，吃饭要人喂，因为手抖得厉害，饭根本送不到嘴里面。多巴胺的不良反应也开始出现，头部有时会出现一些异常动作表情，很吓人，专业上称为"异动症"。

病人家属找到我，让我给出张方子，说老人活动不便。我说不行，病情越严重，越要看病人。我给病人把脉之后，认证为"阴虚阳亢，肝风内动证"，治以镇肝熄风汤加减，7 服药即见症状减轻，病人家属非常高兴，千恩万谢，因为他们看到了希望。经过一段时间的治疗，颤抖基本得到控制，病人的精气神和体力都有所增加，多巴胺每天减到 3 片，还有一个意外收获，就是困扰多年的大便干燥也治好了。

二、令人烦恼的震颤

震颤是一件令人非常烦恼的事情，因为这种病的特点是缠绵难愈、进行性加重。而且，越是着急紧张，颤得越厉害，很多人都不敢出门，不愿意和别人讲话。

从治疗上讲，没有什么可靠有效的药物，病人的病情基本是一年比一年重，绝大多数病人处在无可奈何、破罐破摔的状态。

多数人并不知道，中医在治疗震颤方面，是有很多办法的。我诊治了大量的震颤病人，可以说，对这种病有深刻的体会。一般用汤药治疗，辨证论治，因人施治，结合中药调养，获得了满意的临床疗效。对于比较严重的震颤，至少可以做到 3 点，第一阻止进展，第二减轻症状，第三减少西药用量。一些有抽动和震颤症状的儿童病人，还有一部分病程比较短的特发性震颤病人（一般中年女性比较多），通过中医治疗，彻底摆脱了震颤的困扰。

比如我刚刚治疗的一个女性病人，正值更年期，症状很严重，心烦、潮热、出汗，吃了很多药物，不管用，不知道什么时候，开始出现头部颤动，越着急颤得越厉害，工作难以坚持，心情坏到了极点。到西医医院治疗，西医说是焦虑抑郁，吃了一段时间的药物，根本无效。到我的门诊以后，用中医的办法来治疗，喝汤药，用了 6 周时间，42 服药，头部颤动完全消失，更年期的症状也基本控制住，每天上班精神愉快，精气神十足。

三、为什么会震颤

事实上，震颤类疾病的发病机制到现在还不是十分清楚，它的发生和大脑椎体外系有着密切的关系，称为椎体外系疾病，这些疾病包括帕金森病、特发性震颤、舞蹈病、多动秽语综合征等。

《黄帝内经》说，"诸风掉眩，皆属于肝"。其中"眩"指的就是"眩晕"；而"掉"指的就是"震颤"。明代王肯堂对此病的论述颇切合临床："颤，摇也；振，动也。筋脉约束不住而莫能任持，风之象也。"因此，震颤的根本原因就是"肝风内动"。中医认为，肝为风木之脏，体阴而用阳，如果肝肾阴血不足，不能滋养肝木，就会引发肝阳上扰化风，出现肝风内动的症状，最常见的症状有两种，一是眩晕，另外一个就是震颤。所以中医治疗震颤最根本的办法就是滋阴潜阳、平肝熄风。

四、镇肝熄风汤

镇肝熄风汤是中医里面滋阴潜阳、平肝熄风的重要方剂，出自张锡纯的《医学衷中参西录》。我的临床体会，这张方子治疗震颤有独特的疗效。

之所以叫镇肝熄风汤，是因为这张方子里面用了不少味重镇的药物，比如代赭石、生龙骨、生牡蛎。张锡纯认为，肝为木脏，内藏相火，如果肝肾阴虚，不能涵养肝木，就会导致相火上冲、肝阳上亢，同时带动胃气、冲气一并上逆，整个人体气机处于一种往上冲的状态，人的感觉是上盛下虚，头重脚轻，这时候，必须要用重镇的药物才能压得住。

这张方子最妙的药物是用了麦芽和茵陈。中医认为，肝为将军之官，其性刚猛，如果单纯用药强制，会激发它的反动力。就像一个性格刚强的男子汉发起怒来，如果硬是和他对着干，恐怕解决不了什么问题。麦芽有春意生发之气，而茵陈为青蒿的嫩芽，初春收采，与肝木同气相求，用这两味药物条达肝性，才能使上亢之肝阳顺服。

镇肝熄风汤不但治疗震颤有效，对一切上盛下虚，肝阳上扰的疾病都有良好的疗效。这样的病人一般表现为脾气暴躁，心中烦躁发热，头晕耳鸣，脑中发热，甚至头痛，面色如醉，口燥咽干等症状。对于中风、头痛、眩晕、焦虑、失眠甚至更年期综合征，只要符合上述表现，这张方子可以说是效如桴鼓。

五、进一步提高疗效

颤证属于疑难病症，虽然镇肝熄风汤的效果是不错的，但是，还有一部分病人症状相当顽固，尤其是病程比较长的患者。如何才能进一步提高疗效呢？经过多年的临床实践，我发现，如果在镇肝熄风汤的基础上加上全蝎、蜈蚣这两味药物，可以进一步提高疗效。

这两味药的具体用法也经过了一个过程，开始的时候把这两味药和其他中药放在一起煎煮，效果没有如预期那样完全发挥出来。后来读书，看到很多古代医案中，都是把全蝎和蜈蚣研末直接冲服，所谓"研末冲服更妙"，于是改变了用法，结果疗效大大提高，药价也便宜下来了，为什么呢？因为全蝎和蜈蚣研末直接冲服可以大大减少药量。

六、全蝎和蜈蚣

提到全蝎和蜈蚣，很多人会抱有好奇的想法，都是有毒的昆虫，中医为什么要用它们，是不是有什么特殊的功效呢？

事实上，这两味药是中医里面非常重要的药物，如果用好了，确实有独特功效。总结起来主要有 3 个方面：

1. 熄风止痉：全蝎和蜈蚣最擅长治疗各种抽搐、痉挛、震颤和麻木，比如儿童多动秽语综合征、面部痉挛、震颤、四肢麻木等等。

2. 解毒散结：全蝎和蜈蚣都有很强的解毒散结作用，可以治疗各种肿块、结节，比如肿瘤、乳腺增生、甲状腺结节、瘰疬、疖子等等。全蝎治疗乳腺增生有特效，我有一个经验方，用瓜蒌和全蝎，在一起焙干，研粉，用以治疗乳腺增生，简单易行，而且疗效迅速。

3. 通络止痛：全蝎和蜈蚣还善于止痛，对于剧烈或者缠绵难愈的疼痛，加上全蝎和蜈蚣，往往可以在很大程度上提高疗效，比如顽固性头痛、三叉神经痛、带状疱疹疼痛、痛经、心绞痛、腰痛等等。

中医有"久病入络"的说法，意思是说，得病时间长了，邪气就会侵入到很微小的络脉里面，一般的药物，药力达不到络脉，而全蝎和蜈蚣恰恰有这方面的特点，可以搜风剔络，把隐藏在犄角旮儿的邪气找出来，剔除掉。所以，很多疾病，病久入络，缠绵难愈，用上全蝎和蜈蚣，往往可以收到意想不到的效果。比如说湿疹，通常缠绵难愈，加上全蝎，会很大程度上提高疗效。

全蝎和蜈蚣经常配伍在一起使用，可以提高疗效，我们称为对药。中药里面像这样的对药很多，比如藿香、佩兰配伍可以化湿；乳香、没药配伍可以活血定痛；天麻、钩藤配伍可以平肝熄风等等，以后会慢慢给大家介绍。

七、苍术止颤

震颤的治疗是相当复杂的，并不是一个镇肝熄风汤就能全部解决。有的病人表现为湿气内阻，需要用燥湿的方子才有效；有的病人处于整体虚弱状态，阴气大伤，阳气欲脱，需要用清代吴鞠通的大定风珠才能收功；有的病人血虚明显，必须要用"治风先治血"的办法，等等。中医讲究的是辨证论治，个体化治疗，这是非常重要的。

关于燥湿的方法可以治疗震颤，我自己本来并没有深刻的体会，感觉这种方法疗效一般，最后还是要用平肝熄风的药效果好一些，因为震颤的原因，归根结底还是与肝风内动有关。后来读一篇文章，叫《苍术治疗颤证心得》，作者说他遇到胸中满闷、大便不爽、舌苔白腻的震颤患者，每每重用苍术60克以上，获得良效。苍术是中医最重要的燥湿药，我之前在临床上也经常用到这味药治疗痰湿内阻的震颤患者，但一般只用到 15 克以内，感觉疗效一般。看了这篇文章以后，我就开始试以 60 克苍术为主治疗震颤，疗效确实非常好，出人意料。中医有这样的说法，"剂量是不传之密"，诚非虚言。

八、天麻的独特功效

很多震颤的病人问我，在家里长期保健用什么中药呢？我会毫不犹豫地回答，天麻。

天麻这味药的主要作用，用 4 个字可以概括，就是"平肝熄风"，因此，它还有个别号，叫"定风草"。震颤的根本原因是肝风内动，所以最适合用天麻来保健。事实上，天麻是一味非常有特色的可以用于保健的药物，它有一个独特作用，任何其他的药都望尘莫及，这就是健脑作用。中医里面凡是与大脑神经有关的疾病，如痴呆、脑梗塞、眩晕、头痛、麻木、震颤等等，很多方子都要用天麻，我们说，天麻这味药是一个比较好的脑保健药品或者叫神经保健药品。而且这味药长期服用，还能够延年益寿，因此，道家对天麻推崇备至。《神农本草经》把天麻列为上品，仅次于灵芝。认为它"久服益气力，长阴肥健，轻身增年"。清代著名医家张志聪称："天麻功同五芝，力倍五参，为仙家服食上品。"据记载，唐明皇李隆基受道人指点，每天喝一碗天麻液来强身健体、益寿延年。太平公主曾经买通宫女，想在天麻液里下毒，可是事情败露，没能得逞。这件事说明，李隆基确实长时间坚持服用天麻液，大家想一想，如果没有功效，他能坚持得了吗？

九、药膳调养

对于震颤，家庭调养保健也是非常重要的，我推荐一个药膳，叫天麻首乌鸡蛋羹。用天麻2克，制何首乌2克，研细末，打入两枚鸡蛋内，蒸鸡蛋羹，每天食用一次，有比较好的治疗颤证的作用，特别是用于维持治疗。

为什么要加用何首乌呢？中医认为，颤证的病因，主要是肝肾阴血不足导致肝风内动，何首乌这味药专入肝肾两经，养肝血，滋肾阴，是家庭调养滋补肝肾的首选药物。

为什么要用鸡蛋呢？因为中医认为鸡蛋黄有很好的滋阴作用，比如说中医有张著名的方剂，叫阿胶鸡子黄汤，就是专门用于养阴的方剂；还有一张方子叫大定风珠，里面也用到鸡蛋黄，专门用来治疗阴虚风动证。

十、调养用药要慎重

有人会问了，前面不是讲蜈蚣、全蝎有比较强的治疗震颤的作用吗？为什么不用它们来保健呢？用于日常养生调养的药物，必须是没有任何毒性，适合人体长期服用的药物。这些药物包括药食同源类的中药，比如山药、薏米、鸡蛋黄等等，还有一部分是经过中医几千年来丰富养生实践证明了的药物，比如人参、阿胶、鹿茸、天麻、何首乌、枸杞子等等，这些药物大部分在《神农本草经》里面被列为上品。所谓上品，就是得天地精华之气比较多，疗效比较好，对人体基本没有毒副作用，长期服用能够延年益寿的药品。蜈蚣和全蝎力量过大，而且有小毒，不适合养生保健。

请大家注意，对于来源不清楚的中药养生方法，一定要慎重，尤其是网上的内容。比如说网上在流传什么"平民养生十大药物"，里面有一味药物是甘草。甘草这味药是绝对不能单独用于养生保健的，很多人吃了都会出问题，因为甘草里面是含激素的。

十一、养生小窍门

据新加坡《海峡时报》报道，新加坡国立大学杨潞龄医学院和新加坡国立脑神经医学院的研究人员共同进行了一项关于喝红茶与帕金森病关系的研究。研究人员调查了6.3万名45～74岁的新加坡居民，发现每月至少喝2～3杯红茶的受调查者帕金森病的发病概率比普通人低71%。

十二、解字养生

颤

颤，头不正也。从页亶声。

——《说文》

《黄帝内经》说，"诸风掉眩，皆属于肝"。其中"眩"指的是"眩晕"；而"掉"指的就是"震颤"。明代王肯堂对此病的论述颇切合临床："颤，摇也；振，动也。筋脉约束不住而莫能任持，风之象也。"因此，震颤的根本原因就是"肝风内动"。中医认为，肝为风木之脏，体阴而用阳，如果肝肾阴血不足，不能滋养肝木，就会引发肝阳上扰化风，出现肝风内动的症状，最常见的是两种，一是眩晕，另外一个就是震颤。所以中医治疗震颤最根本的办法就是滋阴潜阳、平肝熄风。

从头到脚中药养

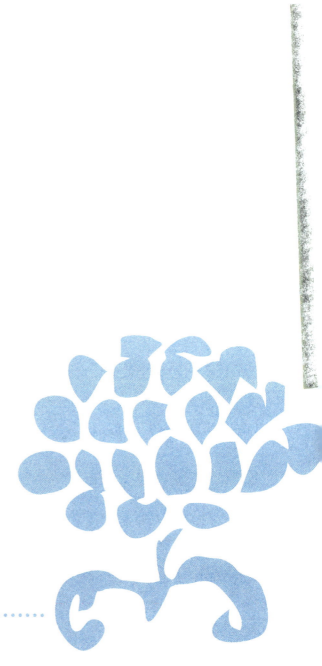

第六篇

郁证的中药调养

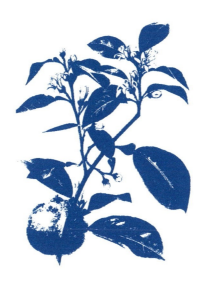

调养方

刺五加30克 浮小麦30克 枸杞子30克

百合15克 生地15克

上药水煎30分钟，最后5分钟，加入

生姜1片，薄荷叶2克。

一、抑郁症的帽子别乱扣

我们经常说，人是有感情的动物，喜怒哀乐是人之常情，人人都可能会遇到，这是再正常不过的事情了。所以，偶尔的情绪不好，情绪低落，没必要过于紧张。现在，关于抑郁症的宣传铺天盖地，电视、报纸、网络、书籍，到处都是，一些情绪不好的人，拿着书来对照自己的症状，越看越像，越想越怕，感觉自己患抑郁症了，于是心情越来越不好，以至于有些人在给医生叙述病情的时候，无端夸大症状，他所说的并不是自己的真正症状，里面掺杂了很多书里面所描述的东西，有些医生根据患者的描述，就给患者开了治疗抑郁症的药物，百忧解、赛乐特等等。一经服用，很多人就摆脱不了这些药物了，甚至真的成了抑郁症患者。很多研究表明，抗抑郁药物本身就有导致抑郁症的副作用。

二、心情不好，腹胀不消化

我曾经看过一个病人，中年女性，因为工作岗位调动后，业务不熟练，手下的几个人不但不帮忙，还给捣乱，家里还有老人、孩子一大摊子事情，压力过大，又无处排解，情绪越来越不好，本来就有慢性胃炎，现在更是什么东西都不想吃了，吃了就胃胀，整个人都闷在那里了，天天没有高兴的时候，睡眠也出了问题，整个人像是走进了恶性循环的怪圈。到一家医院看病，给开了赛乐特和佐匹克隆。病人没敢吃，跑到我这里来，我问清了病情之后，说这是中医的"郁证"，叫"气食两郁"，给她开汤药，越鞠保和丸加减，一周以后，吃得香、睡得好，两周以后，胸闷腹胀消失，情绪转好，工作上也渐渐得心应手起来，病人痊愈了。为什么睡眠症状这么快就能缓解呢？中医说"胃不和则卧不安"，这个病人睡不好觉是因为胃不舒服引起的，这样的病人只要把胃治好了，马上就能睡觉，这样的病例很多。

这个病人非常庆幸自己没有过早服用抗抑郁药。我本人认为，现在抑郁症宣传有过度嫌疑，而抑郁症药物也有滥用嫌疑。

三、什么是"六郁"

中医把情志不舒，郁结于内，胸胁胀闷，所谓"郁滞不得发越之证"，情绪抒发不出来，称为"郁证"。"金元四大家"之一的朱丹溪，把"郁证"分为 6 类，即气郁、血郁、湿郁、热郁、痰郁、食郁，总称六郁，并创立了著名的中医治疗郁证的重要方剂"越鞠丸"。中医认为"郁证"最关键的原因是气机郁滞，气郁日久，就可以出现血郁、湿郁、热郁、痰郁、食郁各种郁滞，从而变生各种疾病。朱丹溪说"气血冲和，万病不生，一有怫郁，诸病生焉，故人身有病，多生于郁"。临床上，问到病因的时候，很多病人都说，我这病是从气上得的，然后这故事就来了。所以，中医养生，很关键的一点就是要保持心情舒畅，气血流通，也就是《黄帝内经》上所说的，要"恬淡虚无"，不要过多地去占有、去攀比，过多地追求身外之物。中医养生讲究内求，倡导恬淡虚无、返璞归真，这才是中国人真正的内心需求。有句话说得很好，叫"下士求钱，中士求全，上士求真"，很值得大家深思。

四、朱丹溪

讲到郁证，不能不讲讲朱丹溪，这位伟大的医学家，对中医郁证的理法方药，辨证论治作出了巨大贡献，到现在都一直在指导着中医临床实践。

朱丹溪，名震亨，字彦修，义乌赤岸人。他所居的赤岸村，原名蒲墟村，南朝时改名赤岸村，继而又改为丹溪村。所以人们尊称他为"丹溪先生"或"丹溪翁"。朱丹溪倡导滋阴学说，创立滋阴学派，对中医学贡献卓著，后人将他和刘完素、张从正、李杲一起，誉为"金元四大家"。

元泰定二年（1325 年），朱丹溪 45 岁，渡钱塘江，千里迢迢来到吴中（今江苏苏州）。后到宣城，上南徐（今江苏镇江），辗转建康（今南京），但始终没有找到一位适合当老师的人。有人告知，杭州罗知悌医术高明，学问精湛，他就不顾夏日的炎热，日夜兼程，匆忙赶到杭州求教。罗知悌精于医，得金刘完素之学，为刘完素的二传弟子，旁参张从正、李杲两家，曾以医侍宋理宗。罗知悌对朱丹溪既有理论的传授，又有实践的教诲，使朱丹溪的医术有了长足的进步。朱丹溪经过长期不断的实践，总结出一个重要的论点，即"阴易乏，阳易亢，攻击宜详审，正气须保护"，为创立后来的丹溪学派奠定了坚实的基础。

《格致余论》是朱丹溪医论的专著，共收医论42篇，充分反映了他的学术思想，是其代表作之一。该书以《相火论》、《阳有余阴不足论》两篇为中心内容，创立"阳常有余，阴常不足"的论点，强调保护阴气的重要性，确立"滋阴降火"的治则，为倡导滋阴学说，打下牢固的基础。其他各篇，侧重论述滋阴降火和气、血、痰、郁的观点，内容十分丰富，每篇中又多以治验相对照。

丹溪学说，不仅在国内影响深远，而且在15世纪时，由日本人月湖和田代三喜等传入日本，在日本成立了"丹溪学社"，进行研究和推广。迄今日本尚存"丹溪学社"。明清时期一些学者，对朱丹溪推崇备至，常远道前来祭奠。今日之丹溪故里赤岸，丹溪之滨狮子岩顶建有朱丹溪纪念亭，狮子岩麓建有朱丹溪纪念堂，东朱村辟有朱丹溪陵园，赤岸镇区、义乌城区、金华市区分别有丹溪街、丹溪路。朱丹溪在当地人民心目中，正如"云山苍苍，高风不磨，世远弥声，仰止者多"。

五、令人心情愉快的中药——逍遥散

中医认为，大凡气机郁滞，闷闷不乐，胸胁胀满不适等症状，都属于肝气郁结的表现，中医的治法就是疏肝解郁，如果肝气条达舒畅，心情就像树的枝叶在风中自然摇荡，一切郁闷都会烟消云散。"逍遥散"出自《太平惠民和剂局方》，为著名的疏肝解郁方剂，是数百年来诸多医家倍加推崇的不朽名方。"逍遥"，悠闲自得的样子。《诗经》有"河上乎逍遥"句；《庄子》有"逍遥于天地之间而心意自得"之说。取逍遥散这个方名的意思，就是说吃了这个药，心情就可以悠然自得，随着庄子一起逍遥于宇宙之间了。

逍遥散不但可以疏肝解郁，调节情绪，还可以治疗多种病症，比如胃炎、脂肪肝、高脂血症、经前乳房胀痛、乳腺增生、月经不调、黄褐斑等疾病。

总结起来，逍遥散第一可以流通气血；第二可以帮助人体代谢，而且药性平和，迄今为止上千年，还没有发现有明显的毒副作用，是非常适合现代人养生保健的一张方子。

但是大家要注意用法，这张方子古人叫逍遥散而不叫逍遥丸是有深意的，所谓"散者散也"，做成散服有助于气机舒展，效果会大大提高，而且要用少量的薄荷和生姜煎汤送服。

六、抑郁症并不可怕

大家如果情绪低落，怎么判断自己是不是得了抑郁症呢？我建议，这样的病人最好不要自己对照着书籍去诊断。因为容易情绪低落的人往往心思细密，容易越想越多，越看越怕。如果你的情绪低落持续 2 周没有缓解，而且影响了正常工作和生活，建议你到神经内科看医生，让医生帮你诊断。

很多人认为抑郁症是没有办法治疗的，而事实正好相反，如果诊断明确，病人也能够按照治疗方案坚持治疗，绝大多数抑郁症是可以治愈的。

七、抑郁症的本质是"气虚"

那么中医是怎么认识抑郁症的呢？我本人认为，抑郁症属于中医"郁证"范畴，气机郁结、不能流通是病机关键。但是，临床上，给抑郁症患者用疏肝解郁的药物，比如越鞠丸、逍遥散、柴胡疏肝散等等，效果都不理想。这个问题一直萦绕在我的脑海里，因为这样的病人很多，问题怎么解决呢？有一次，遇到一个抑郁症伴有严重失眠的病人，脉证都属于中医典型的气虚证，用大剂量补气药症状迅速缓解，由此，心中似有所悟。

抑郁症的典型症状有，周身乏力、两腿酸软甚至肌肉打哆嗦，工作效率急剧下降，说话往往有气无力，这些都是气虚的典型表现。中医认为，周身气血的运行，有赖于气的推动，如果气虚不能推动气血运行，必将导致气机郁结不通，以至于郁闷不舒，情绪低落。因此，"由虚致郁"应当是抑郁症的本质。

再者，中医认为肾主骨生髓，脑髓出了问题，和肾虚关系密切。气的本源来自肾，所谓"少火生气"，肾虚少火不足，不能生气，也是抑郁症的根本原因之一。

因此，在治疗上，我逐渐总结出一套补气益肾、疏肝解郁的治疗方法，轻度的抑郁症患者，单独用中药就能控制，比较严重的，在西药治疗的基础上，可以提高疗效，让患者尽快摆脱抑郁症的困扰。

下面是我的一张经验方，介绍给大家：

刺五加 30 克　浮小麦 30 克　枸杞子 30 克　百合 15 克　生地 15 克

上药水煎 30 分钟，最后 5 分钟，加入生姜 1 片，薄荷叶 2 克。

方中刺五加补气益肾、安神定志，为主要药物，麦为心之谷，浮小麦入心补气养阴安神，枸杞子助少火生气，百合、生地滋阴以防焦躁，也有阴中求阳之意。生姜、薄荷用法仿照逍遥散，具有流通之性，能疏肝解郁。

八、刺五加的独特功效

刺五加可谓是真正的名扬四海的中药，为什么呢？

40多年前，美国登月宇航员携带的药物中，有一种貌似寻常的中药——刺五加。刺五加为何如此受到宇航科学家的钟爱呢？这与它的特殊保健作用是分不开的。

刺五加和人参同属于五加科，因此有"五加参"的别名，两药功效类似，但也有不同。

在最早的中药典籍《神农本草经》中，刺五加已被列为上品。《名医别录》亦记载它有补中、益精、坚筋骨、强意志之功能。李时珍在《本草纲目》中，赞誉刺五加祛风湿、壮筋骨、顺气化痰、填精补髓、久服延年益寿。因此民间有"宁得一把刺五加，不用金玉满车拉"的说法。

刺五加能增强机体对外界不良环境的抵抗力，提高体力和脑力活动效率，还能调节全身各器官系统的功能，无论机体存在的病理变化是亢进还是低下，均可使之趋向正常。1980年夏天，在莫斯科举行的奥林匹克运动会上，苏联运动员服用了从刺五加中提取的制剂，使其异乎寻常地在一些运动项目中，创造了优异的成绩。资料还显示，苏联汽车工厂有1万多名工人，经过长期地服用此种药剂，结果患病缺勤率明显地下降。在潜水员、登山运动员、矿工、士兵中试用，也同样获得了良好的效果。苏联宇航员每天早晨服用2毫升刺五加流浸膏，明显增强了宇航员对各种信号的识别能力，对于预防疲劳和减少事故起了一定的作用。这些作用类似人参，被称为非特异性人体调节和防御能力。

抑郁症的本质是气虚，由虚致郁。中医里面有很多补气药，比如人参、黄芪、山药、白术等等，为什么唯独刺五加效果最好呢？这里面涉及补气中药的微细差别，世间万物都有自己的独特特性，中药更是如此，中医临床医生治病效果的好坏，就取决于他对药物微细差别的把握程度。

刺五加不同于一般补气中药的作用，主要体现在以下 3 点：

第一，刺五加不但善于补气，更善于强意志。也就是说，这个药物能够增强人的自信心和意志力。刺五加用于意志力减退、自信心缺失的病人，效果立竿见影。

第二，刺五加不但善于补气，还善于补肾。中医认为肾主骨生髓，脑髓出了问题，和肾虚关系密切，肾气不化是抑郁症的根本原因之一。

第三，刺五加不但善于补气，还善于流通气血。《本草纲目》说刺五加能祛风湿、壮筋骨、顺气化痰。可见这味药虽然补气益肾，但绝不壅滞，反而大有流通气血的功能。抑郁症的本身存在着气机郁滞的病机，是由虚致郁，因此，最适合用刺五加治疗。

九、运动给你好心情

很多患者问我，回家做些什么有利于抑郁症的康复。我会斩钉截铁地说，最好的办法是运动，有氧运动可以奇迹般地逆转心情抑郁等负面情绪。

有氧运动为什么可以辅助治疗抑郁症呢？主要有 3 点：第一，运动可以让大脑释放内啡肽，这是一种让人快乐、镇静的激素。第二，室外运动可以增加阳光照射。大家都知道，北欧的抑郁症患者很多，为什么呢？因为那里黑夜太长了，阳光可以有效调节人体生物钟，对抗抑郁情绪。第三，运动增加体能，改善机体的抗病能力，而且使人更加自信。

每次我交代病人如何运动的时候，有 3 个关键点一定要说明白。

第一，运动必须是中等强度运动。最好是走步，快步走，健走，至少要坚持45 分钟以上，感觉心跳加快，汗出来了，周身都舒展了才行。

第二，运动过程中的体验非常重要。把整个运动过程当成一种愉快的、松弛的，可以天马行空、无拘无束、遐想联篇的，如同旅游一样的过程。我要求每个病人下次就诊必须把运动的心得体验告诉我，如果办不到，就不要再找我看病了。

第三，很多病人说根本不可能运动，因为两腿发软，周身乏力，连说话都累。我会告诉病人，这是一个门槛，如果这一步走出去了，自信心就建立了，病情好转指日可待，但是，如果连这一步都走不出去的话，治疗起来难度可就大了。我的经验是，只要病人走出去了，没有坚持不了的，而且越走越多，越走越高兴。

十、养生小窍门

《黄帝内经》说，"郁则发之，结则散之"，发泄是调节抑郁情绪的最好办法。如何发泄呢？简单来讲，就是要做最感兴趣的事。有计划地做些能够获得快乐和自信的活动，尤其在周末，譬如打扫房间、骑赛车、写信、听音乐、逛街、学游泳、学跳舞、学外语等。注意，要做的事情一定要切实可行，要有精确的目标、详细的计划、坚强的毅力，才能最后成功。很多人会从全身心投入的事情中，重新找回自信，找回快乐，从而走出抑郁的沼泽。比如我有一个朋友的小孩，高中生，得了抑郁症，后来因为参加了李阳的疯狂英语培训班，情绪得到发泄，回来后，抑郁症奇迹般地痊愈了，这正是中医"郁则发之，结则散之"的生动体现。

十一、解字养生

郁，木丛生者。从林省声。

——《说文》

中医把情志不舒，郁结于内，胸胁胀闷，所谓"郁滞不得发越之证"，情绪抒发不出来，称为"郁证"。"金元四大家"之一的朱丹溪，把"郁证"分为 6 类，即气郁、血郁、湿郁、热郁、痰郁、食郁，总称六郁，创立著名的"越鞠丸"，是中医治疗郁证的重要方剂。中医认为，"郁证"最关键的原因是气机郁滞，气郁日久，就可以出现血郁、湿郁、热郁、痰郁、食郁等各种郁滞，从而变生各种疾病。朱丹溪说"气血冲和，万病不生，一有怫郁，诸病生焉，故人身有病，多生于郁"。

从头到脚中药养

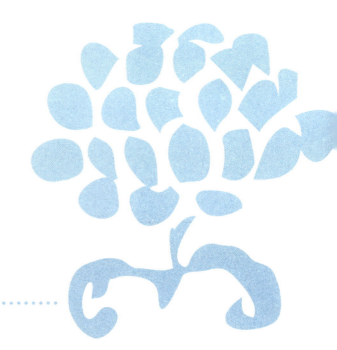

第七篇
烦躁的中药调养

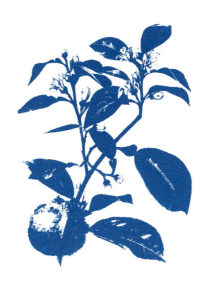

调养方

浮小麦60克　百合15克　生地15克

枸杞子15克　大枣10枚

上药水煎20分钟，代茶饮。

一、典型病人

一名女性病人，心情烦躁异常，见到稍微不顺眼的东西就要破口大骂，要不然就憋在心里受不了，整个人都处于一种亢奋状态，好像有使不完的力气，口干口苦，头涨发热，大便干燥，一派热象，舌质红，舌苔黄厚腻，脉象弦滑数。曾经到安定医院就诊，医生说精神上没有问题。

这是典型的心肝火旺、痰热扰心的表象。在中医看来，这样的病比较容易治疗，而且见效很快。

我给病人开了一周的汤药，主要是龙胆泻肝汤、导赤散和温胆汤3张方子合用，嘱咐她不要吃上火的食物。第二周病人回来，喜笑颜开，说她老公要请我吃饭，我问，为什么呢？病人说，我这周只骂了我老公3次，他很高兴。我说，挨骂还高兴？病人说，没吃药以前，每天都要骂他好几次呢。

二、烦躁要分虚实

现代社会压力很大，心情烦躁的病人也很多，20世纪80年代曾经流行一种文化衫，上面写着这么几个字："别理我，烦着呢！"为什么烦躁呢？绝大多数人认为，心里烦、起急，肯定是有内热。不错，从中医角度来讲，烦躁大多数属于有内热，但这内热却有虚实之分，治疗和保健方法完全不一样。

那么，实热和虚热怎么区分呢？

上面介绍的病例是典型的实热烦躁，用 12 个字基本可以概括实热烦躁的特点，即：烦躁易怒、精力过剩、头涨头痛。

事实上，虚烦的病人更加常见，其特点也用 12 个字可以基本概括：心烦懊恼、疲乏无力、善悲喜哭。

临床上很多病人的症状并没有这么明显的区别，如果您拿不准，需要到医院找有经验的医生咨询。

三、牛黄清心丸

那么，如果是实热烦躁，病人在家里用什么办法治疗呢？我给大家推荐一种药，就是同仁堂的牛黄清心丸。绝大多数实热烦躁的病人，服用牛黄清心丸有立竿见影的效果。

牛黄清心丸是中医里面清心火的经典中成药。心火除了导致烦躁以外，还可以导致失眠、口疮（口腔溃疡）、大便干燥、小便短赤等多种症状，严重的可以有谵妄狂躁的表现。

牛黄清心丸善于治疗反复发作的口腔溃疡，这是我的临床经验。河北省涿州市中医医院是我们医院的对口支援单位，现在，我每周都要到那里出诊一天。医院有位职工，长期受口腔溃疡困扰，找我给出张方子，我说，先吃一段牛黄清心丸吧。大概几个月后，我们有机会一起吃饭，她说，吴主任，我敬你一杯，我可是你的忠实粉丝。我说，为什么？她说，吃了牛黄清心丸以后，口疮很快好了，一直没犯。

四、为什么总是上火

临床上经常会遇到这样的病人，总是上火，动不动就咽喉肿痛、口舌生疮、牙龈肿痛、大便干燥、心中烦热。平常离不开去火药，吃一些去火药就好一些，过一段时间又上火。怎么办呢？

这样的病人要注意，一定不能把清热解毒中药当成家常便饭，清热去火的药物长期服用，对肝脏和肾脏都会有一定的影响，而且总是吃去火药也解决不了实质问题，这是一种体质问题。另外，中医认为，苦从火化，频繁使用苦寒药物，比如黄连、黄柏、黄芩、大黄、栀子、龙胆草等药，虽能起一时之效，但长远看来，内火会不断加重。

中医讲究阴阳平衡，所谓"阴虚则内热"，内热反复发作，多数是阴虚为主，内热为辅。我在临床上仿照喻嘉言"清燥救肺汤"不用一味苦药之意，总结了一个滋阴降火汤，可以用于内热体质人的日常调养。

麦冬 15 克　生地 15 克　石斛 15 克　玄参 15 克　金银花 15 克绿豆 30 克

上药水煎 20 分钟，代茶饮。

五、什么是脏躁

虚性烦躁，早在汉朝就有记载，医圣张仲景在《金匮要略》这本书里，记载了"脏躁"这个病，他说："妇人脏躁，喜悲伤欲哭，像如神灵所作，数欠伸，甘麦大枣汤主之。"

这个描述非常形象，病人心中烦躁，动不动就心中不好受了，莫名其妙地不高兴、悲伤，总是想哭，就像有神灵在作怪，"数欠伸"指的是爱打哈欠，打几个哈欠以后会舒服些。

主治的药物是甘麦大枣汤，这张方子由 3 味药物组成，即浮小麦、炙甘草和大枣。

六、虚烦调养

对于心烦懊恼、疲乏无力、善悲喜哭、睡眠欠安的虚烦病人，治疗起来是有一定难度的，因为病人多数是长期思虑过度，情绪不畅，导致气血耗伤所致。这个病治疗起来不能着急，而且其中重要的一环就是日常调养。

调养的方法当然可以直接用医圣张仲景的甘麦大枣汤，我经过多年临床实践，在甘麦大枣汤的基础上，摸索出一个调养的方法，如果病人坚持应用，效果非常好。具体如下：

浮小麦 60 克　百合 15 克　生地 15 克　枸杞子 15 克　大枣 10 枚

上药水煎 20 分钟，代茶饮。

七、麦为心之谷

这张调养方子是甘麦大枣汤去炙甘草，加百合、生地、枸杞子组成。其中浮小麦是最关键的药物。

中医有个说法，叫"麦为心之谷"。浮小麦主要入心经，能补心气，益心阴，最善养心，对于长期思虑过度、耗伤气血导致的烦躁、失眠有很好的治疗作用。因为是平常食物，药性平和，没有毒副作用，非常适合调养应用。

浮小麦还有一个独特作用，就是治疗自汗和盗汗。据《卫生宝鉴》记载，治盗汗及虚汗不止，用浮小麦，文武火炒令焦，为末。每服二钱（6 克），米汤调下，频服为佳。中医理论认为："汗为心之液"，凡是汗出不止，诸药无效者，可以试试从心论治的办法。

注意，不是所有小麦都可以，要用干瘪、洁净、能浮于水面的小麦，效果才好。可以直接到中药房购买。

八、烦人的更年期

女性的更年期是卵巢功能逐渐衰退直到最后消失的一个过渡时期，此时妇女体内激素水平急剧下降，从而导致自主神经系统的功能失调，产生一系列症候群，就是更年期综合征。

心情烦躁是更年期的主要症状，因此更年期综合征基本属于中医的脏躁范畴。但在治疗和调养上有很大区别。脏躁虽然是五脏皆病，但病位主要在心。而更年期综合征的烦躁，主要因为肾虚引起。正如《素问·上古天真论》说："女子七七任脉虚，太冲脉衰少，天癸竭，地道不通，故形坏而无子也。"冲任不足实际上就是肾虚。

九、更年期调养

更年期综合征患者的症状有轻有重，差别很大。症状比较重的，一定要到医院积极治疗。通过中医辨证施治，绝大多数更年期综合征患者症状都会在很大程度上缓解，烦躁、潮热、出汗、心悸等症状会得到控制，让女性可以在比较好的状态下度过更年期这个阶段。

症状比较轻的患者，或者汤药治疗以后，症状得到控制的患者，我通常会给开一个调养方，很简单，由两味药物组成，叫二至膏，具体制法与服法如下：

药物：女贞子 500 克　旱莲草 500 克

制作方法：取旱莲草 500 克，水煎 3 次，取汁煎熬浓缩成流浸膏状，加入女贞子粉，蜂蜜适量，搅匀为膏。

服用方法：早晚各一匙，温开水送服。

这是古方二至丸做膏的方法。

大家一定要注意制作方法，女贞子要研成细粉，直接加入成膏。网上有很多介绍二至膏的做法，把旱莲草和女贞子一起煎煮熬膏，这样的制作方法是错误的，疗效会大打折扣。

十、二至丸

古方二至丸是中医著名的养生保健方药，方名中的"二至"，是指夏至和冬至两个节气。女贞子其木隆冬不凋，到了冬至果实熟透，味全气厚，所以这时采集为佳。旱莲草为草本植物，盛夏时茎叶繁茂，叶黑汁足，所以夏至时采集最佳。由蒸女贞子、旱莲草两味中药等量组成的这则小方，是滋阴补肾的方剂。它以两药的采集时间命名，故名"二至丸"。

二至丸出自明朝汪昂的《医方集解》一书，但真实的作者却另有其人。

明末安徽地区有位叫汪汝桂的名医。他小时候体质较弱，但聪明过人，诵诗及经史百家过目不忘。不料父患重病，医治无效而死。父亲临终前对他说："不为良相，便为良医。"汪汝桂遂弃儒习医，专心攻研医书。几年后，成了当地颇有名气的医生。由于长年苦读，加上先天不足，不到40岁就未老先衰，须发早白，头目昏花，时常腰酸背痛，浑身无力。一天，他带门生上山采药，夜宿寺院，遇到一位百岁老僧，此翁耳聪目明，须发乌黑，步履矫健如飞，汪汝桂便向其请教养生之道。老僧指着院内的一株女贞树说，取女贞子蜜酒拌蒸食用即可。汪医师经过验证有效，应用中他取滋补肝肾的旱莲草与之配伍，将旱莲草熬膏搅和女贞子末制成药丸，试服了半月，觉得效果很好，便连续服用。半年后，完全恢复了健康，并且精力过人。

数年后，汪医师行医路过浙江丽水，探望寄籍在此的同乡好友汪昂，汪昂见他全无昔日的病容，显得光彩照人，颇感惊诧。汪医师如实相告。汪昂家资富有，闲居在家，不免放纵酒色，也有肝肾不足之证，闻之赶紧如法炮制、服用，结果同样收到良效。汪昂素嗜岐黄之术，便以厚俸延聘汪汝桂。历时4年，汪汝桂著书4部，并将女贞子、旱莲草组成的疗肝肾方收录进《医方集解》一书，称之为二至丸。但正式出书时，署名不是汪汝桂，而成了汪昂。

二至丸不但可以用作更年期综合征的治疗和调养，还有3个重要功效，一是治疗须发早白，二是治疗崩漏证，三是治疗黄褐斑、老年斑。

十一、养生小窍门

女贞子酒：女贞子 200 克，低度白酒 500 毫升。将女贞子洗净，蒸后晒干，放入低度白酒中，加盖密封，每天振摇 1 次，1 周后开始服用。每日 1～2 次，每次 1 小盅。补益肝肾、活血祛斑、补益肌肤、强身抗衰老。尤其是能祛除老年人的脂褐质斑。

十二、解字养生

煩，热头痛也。从页从火。一曰焚省声。

——《说文》

为什么烦躁呢？绝大多数人认为，心里烦，起急，肯定是有内热。从中医角度来讲，烦躁大多数属于有内热，但这内热却有虚实之分，治疗和保健方法完全不一样。

第八篇
口干的中药调养

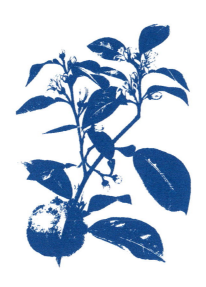

调养方

菊花5克　枸杞子30克　干石斛15克

先把石斛水煎30分钟，去药渣，冲泡菊花，闷10分钟左右，送服枸杞子。

一、枸杞子的独特功效

上了年纪以后，会经常出现口干的症状，特别是到了晚上，口干的症状更加明显，甚至影响睡眠。据统计，约有30%～50%的老年人患有不同程度的口干症。严重的口干症会影响味觉和消化功能，甚至比较干燥的食物根本吃不下去。

枸杞子是治疗口干症的首选药物。著名中医大家张锡纯对枸杞子治疗夜间口干的疗效有亲身体会，他在《医学衷中参西录》中介绍了具体治疗方法。他说自己上了年纪以后，经常口干，晚上睡觉前，要在床头放一壶凉水，夜间醒后，马上喝几口，才能安睡，早晨醒来，一壶凉水差不多都喝完了。张锡纯认为自己的口干是阴分不足，阳气偏亢所引起，就在每次临睡前嚼服一两枸杞子，夜里就很少喝凉水了，而且早晨感觉"心中格外镇静，精神格外充足"。一两（旧制）枸杞子相当于多少呢？就是30克，普通药瓶的瓶盖，一瓶盖相当于10克左右。口干的患者可以试试这个方法，确有疗效。

枸杞子促进唾液分泌，缓解口干的作用是非常快的。比如您觉得口干的时候，在舌上含1～2粒枸杞子，1分钟之内，舌根就会生出津液，可缓解口舌干燥。睡前不敢喝水、怕起夜的人也可以用这个方法。不过，这只是暂时的办法，真正要治疗老年口干，还是要嚼服枸杞子。

但是，大家一定要注意，特别是中老年朋友，糖尿病的首发症状往往是口干，所以口干的患者一定要先到医院查一查，首先要排除糖尿病，再用这个方法。另外，干燥综合征的患者口干非常严重，单独用这个方法是不够的，需要复方调养，下面会详细介绍。

二、老年口干的原因

《黄帝内经》说，"男子四十而阴气自半也，起居衰矣"，人体之衰老，大抵从阴虚开始，主要是肝肾阴虚。阴虚的典型表现之一就是口舌干燥，甚至眼睛昏涩干燥，所以中老年人经常出现口干的现象，尤其是夜间明显，中医认为，"诸病夜甚者，责之阴血"。

枸杞子是中医滋补肝肾的重要药物，唐代大诗人刘禹锡游开元寺时，留下了咏赞枸杞的诗："枝繁本是仙人杖，根老能成瑞犬形。上品功能甘露味，还知一勺可延龄。"古人把服食枸杞子比喻成如饮甘露，其滋阴之力可知。

枸杞子不但滋阴，还能助阳，"离家千里，勿食枸杞"，阴中有阳是枸杞子的功能特点。中医认为，人体之中，上为阳，下为阴，阴液若要上达滋润头面口舌，必须依赖阳气的蒸腾气化作用，枸杞子一药而兼顾阴阳，所以治疗口舌干燥有特效。

三、口干不欲饮

中医对口干口渴的认识是非常丰富的。比如说，肝肾阴虚导致的口干口渴，通常喝水量并不多，称为"口干不欲饮"；如果口干，但欲漱水而不欲咽，一般是瘀血内阻；如果口干，喜欢喝热水，但又喝不了多少，甚至水入即吐，多为痰饮内停；如果口舌干燥，大渴欲饮，多为阳明热盛。

也有很特殊的病人，我的一个老患者，说他有个亲戚，在外地，得了怪病，口中干燥，却不能喝水，只要一喝水，就遍身浮肿，痛苦异常，百治不效，让我给出张方子。我说，不见病人，难以诊治。他说，病人离京很远，生活上也有困难，万般恳求，希望出方一试。无奈之下，勉为其难，治以三仁汤加石斛通利三焦水道，并补已伤之阴。第二周病人前来，说，三剂药后，多年怪病，消于无形。

还有一个病人，口干口渴，但喝水后马上要小便，喝多少就要小便多少。病人年纪尚轻，血糖检查并无异常。医圣张仲景说"饮一溲一，肾气丸主之"，病人服药两周痊愈。

所以，口干的病因也是复杂的，如果您拿不准，首先要到医院咨询有经验的中医大夫，以免耽误病情。

四、眼睛也干怎么办

中老年人口干的，多伴有眼睛发干，昏花疲劳，因为中老年人口干和眼睛发干大部分都源于肝肾不足。肝开窍于目，肾精亦上注于目，肝阴不足，肾精亏虚，不但容易口干，眼睛也容易干涩。

枸杞子是中医滋补肝肾，润眼明目最重要的药物，它有一个别名，就叫"明目子"。另外，枸杞子与菊花配合，可以提高润眼明目的疗效，据《冷庐医话》中记载，"明目之方可以久服者，杞菊丸第一（专用二味，勿入六味丸内），黑小豆次之"。

枸杞子和菊花是润眼明目的绝配，可以做丸药，也可以用菊花茶直接送服枸杞子。值得注意的是，《冷庐医话》中特别注明，"专用二味，勿入六味丸内"，这里"六味丸"指的是六味地黄丸，加上枸杞子和菊花，名为杞菊地黄丸。看来作者陆以湉认为杞菊地黄丸并不适合长期养生服用。枸杞子和菊花配伍，一般用枸杞子30克，菊花5克。

对于口眼干燥比较严重的，我再给大家推荐一个经验方，叫"明目石斛茶"，用干菊花5克，枸杞子30克，干石斛15克，先把石斛15克水煎30分钟，去药渣，冲泡菊花，闷10分钟左右，送服枸杞子。这3味药就是石斛夜光丸中的3味主要药物，是中医经典的配伍方法，非常适合眼睛保健应用。

五、平肝明目话菊花

菊花是我国传统名花，有悠久的栽培历史，是十大名花之一。菊花不仅供观赏，布置园林，美化环境，而且用途广泛，可食、可酿、可饮、可药。

在《本草纲目》中对菊花茶的药效有详细的记载：性甘、味寒，具有散风热、平肝明目之功效。

菊花的最大保健价值是护眼明目。在民间人们早就知道菊花有保护眼睛的作用。睡前喝太多的水，第二天早晨起床眼睛就会浮肿得很厉害。用棉花蘸上菊花茶的茶汁，涂在眼睛四周，很快就能消除这种浮肿现象。经常饮用菊花茶能使眼睛干涩疲劳的症状消退，如果每天喝3～4杯菊花茶，对恢复视力也有帮助。

菊花最经典的养生保健方法是泡菊花茶，它除了能明目以外，还可以辅助降血压、减轻头痛、缓解慢性咽炎症状，古往今来都被视为养生佳品，苏东坡有诗云：欲知却老延龄药，百草摧时始起花。

菊花茶可以加入少量的冰糖或蜂蜜，也可以和茶叶一起冲泡，菊花泡龙井称为"菊井"，泡普洱称为"菊普"，菊与茶合用，相得益彰。

菊花品种众多，功效也不完全一样，简单地讲，杭菊疏风清热效果好，白菊善于平肝明目，野菊花偏重清热解毒。

六、"五脏谷"黑小豆

黑小豆是中医最常用的养生食品之一，其形状类似肾形，而且色黑又能入肾，因此有补养先天的功效。

宋朝养生家陈直，写了一本书叫《养老奉亲书》，较早记录了黑小豆的养生方法："李小愚取黑豆紧小而圆者，清晨以井花水吞二七粒，谓之五脏谷，到老视听不衰。"肾为先天之本，五脏功能都需要先天肾气鼓舞，黑小豆补肾而安五脏，故名"五脏谷"。

《冷庐医话》一书的作者陆以湉29岁患风火赤眼，好了以后因过早用功读书，导致眼睛昏涩畏光，不能写字，百治不效，而且越来越重。没办法，只好谢去生徒，闭门静养，专服黑小豆，半年之后，视力复原。所以，他在以后的20年里，一直服用黑小豆，到老目光如旧，灯下可做细字。

黑小豆应当选择紧小的，而不是大的，一般洗净吞服即可，不但可以明目，而且可以防治脱发，减轻耳鸣耳聋，健脑提高记忆能力，润肠通便，中老年人不妨一试。

七、什么是干燥综合征

眼干、口干、鼻干……当你感觉自己全身皮肤腺体似乎都处于

"干涸"状态时，可要当心干燥综合征来袭。这种疾病发病率也相当高，多见于45～55岁的女性。

干燥综合征是一种以泪液、唾液分泌减少为特征的慢性自身免疫性疾病。干燥综合征的发病原因尚不清楚，原发性干燥综合征可能与EB病毒感染以及遗传因素有关，而继发性干燥综合征则常继发于类风湿关节炎、系统性红斑狼疮、硬皮病以及多发性肌炎等病。

由于唾液分泌的减少，病人经常感到口干，舌质干裂，咀嚼和吞咽困难。由于口腔内细菌大量繁殖，可以出现口臭、龋齿以及牙龈萎缩。早期患者皮肤排汗可以正常，随着疾病的进展，可影响汗腺的分泌，出汗减少，甚至无汗。女性患者还可伴有阴道干燥、烧灼感，外阴萎缩。除腺体功能受影响外，部分病人还有轻度、自限性关节疼痛，以及血管炎、周围神经炎、肺纤维化等表现。

两侧腮腺肿大是干燥综合征的特征性表现之一。根据患者典型的临床症状，血液免疫学检查SS－A、SS－B抗体阳性，如果唇活检发现有大量淋巴细胞浸润，在排除其他疾病后，一般可以明确诊断。

八、典型病人

一名女病人，60岁左右，患干燥综合征多年。身体清瘦，面色偏黑，口干舌燥，口唇干裂，自觉口内没有津液，吃饭、说话都有困难，眼睛干燥灼痛，时时五心烦热，胃痛隐隐，两腿怕凉，着风则痛，夏天都要穿秋裤，身体日渐消瘦，痛苦异常，舌质暗红，没有舌苔，舌上裂纹，经常疼痛，脉细略数。这个病人还有一个令人特别挠头的事情，不论吃什么药，立刻胃中疼痛难忍，甚至吐出，看过很多医生，全都束手无策，吃不下去药，神医也没有办法。

九、巨大的收获

这名病人是非常难处理的，主要有两个困难，一是病人是典型的上热下寒复合证候，用凉药腿痛加重，用热药口舌干燥加重。二是病人什么药都吃不下去。这可真是一个大难题。但是，好医生的责任就是要解决疑难问题，对这个病人来讲，首先要让她把药吃下去而且不胃痛，所用的药物不能过于寒凉，但是还要能滋润五脏六腑。因为没有古方古法可以参照，只好自创一方：

怀山药 30 克　石斛 15 克　枸杞子 15 克　制何首乌 15 克

上药多放水，煎煮 30 分钟，代茶频服，每次只一小口，慢慢咽下，感觉胃中适应药力，没有不舒服的感觉后，再喝第二口。服药期间不能喝水和其他一切饮料。

即使如此，病人仍然不放心，怕喝药后不舒服，浪费药物，让我先开 3 剂，并且要留下我的电话，以便不舒服时找我。

病人如法服药，3 天没有电话，复诊时喜出望外，服药后胃中没有任何不适，口舌干燥明显缓解，甚至舌上两边长出了薄薄的舌苔，腿凉怕风也有所缓解。

山药之性，汁多黏稠，最善滋养脾肾。李时珍将山药的功用概括为五方面：益肾气、健脾胃、止泻利、化痰涎、润皮毛。山药不但滋润，而且能健脾和胃，所以病人能够受药不吐，更关键的是，山药能够长肌肉，凡是日渐消瘦的病人，最适合用山药调养，这也是医圣张仲景用薯蓣丸治疗虚劳的主要原因。

石斛为九大仙草之首，能润养五脏，滋阴但不凝滞，具有流动之性，还善于治疗骨病和关节痛。近代名医岳美中先生治疗关节肿痛，必用石斛，李时珍在《本草纲目》中说，"石斛服满一镒，永不骨痛"。

枸杞子和制何首乌善于滋补肝肾，但绝不寒凉也不凝滞。

这4味药物用在一起，大能滋阴润燥，但不寒凉，不伤胃，也不凝滞，而且入口微甜，基本没有什么药味。

后来，每当遇到口干舌燥患者，或是上热下寒之证，多用此方，每获良效，只是还缺少一个方名。

十、日常调养

1. 早睡早起，规律生活，不熬夜。

2. 少吃上火的食物，如辣椒、酒、葱、姜、蒜、肥甘厚腻等。

3. 多吃清火凉润的食物，如新鲜绿叶蔬菜、黄瓜、苦瓜、橙子等；多饮绿茶；还要多吃一些胡萝卜，补充体内必需的维生素 B，避免口唇干裂。

4. 尽量多吃山药。

5. 保持心情舒畅。多数干燥综合征患者都有长期情绪压抑的病史，情绪压抑能够导致病情恶化。

十一、养生小窍门

我曾经亲身体验过枸杞子的独特养生功效。今年春季，自觉经常晚上口干，每天要预备一杯水在床头，于是试用张锡纯的方法，每天睡前嚼服一把枸杞子（约30克）。恰逢有朋友送来鲜榨枸杞汁，服用很方便，大为高兴，于是，连续服用了1个月。

我用枸杞子1周左右的时候，口干症状就消失了，而且有意外的收获：

1. 睡眠质量有很大提高，精气神越来越旺。

2. 家里人跟我讲，眼睛变蓝了。什么意思呢，我属于精气神不是特别足的那种体质，所以眼睛看起来比较不清亮，白眼球发白略带黄，用了枸杞子以后，眼白变蓝，眼睛清亮了很多。

3. 枸杞子汁服用很方便，比嚼服容易坚持，可以直接到市场上购买，也可以用豆浆机自制。

李时珍说枸杞子能"明目安神"，确有其效。

十二、解字养生

燥，干也。从火喿声。

——《说文》

中医对口干口渴的认识是非常丰富的。比如说，肝肾阴虚导致的口干口渴，通常喝水量并不多，称为"口干不欲饮"；如果口干，但欲漱水而不欲咽，一般是瘀血内阻；如果口干，喜欢喝热水，但又喝不了多少，甚至水入即吐，多为痰饮内停；如果口舌干燥，大渴欲饮，多为阳明热盛。

第九篇
咳嗽的中药调养

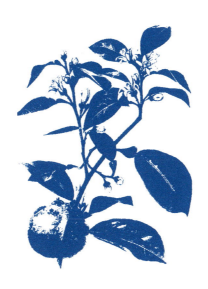

调养方

鲜藕(洗净，切片)30克　鲜百合30克

鲜枇杷(去核)30克　沙参30克

将上药合煮汁，调入适量冰糖，代

茶频饮，擅治感冒后咳嗽。

一、典型病人

一病人，男孩，10 余岁，感冒后咳嗽，3 年未愈，曾经多次服用中西药物，或无效，或开始有效，后又无效，或吃药后咽喉不适，这个病人咳嗽的特点是，夜间较多，痰量不多，色白，不黏稠，大便偏干。因病人是一个高水平合唱团成员，咽喉不适和咳嗽严重影响了他的音乐学习。

病人咳嗽少痰，多年未愈，肺阴已耗，当以润肺止咳为法。患者服汤药 7 天，患者母亲欣喜来诊室，告知咳嗽已经基本消失，疗效之好，起效之快出人意料。嘱患者再服 3 剂巩固疗效，痊愈。

关于感冒后久咳不愈，口咽干燥，痰少或无痰，肺阴耗伤的治疗方法，清朝著名医家薛生白曾说过这样一段话："此由金水不相承摄，故咳久不愈，切勿理肺，肺为娇脏，亦不可泛然滋阴。方用整玉竹、川石斛、甜杏仁、生扁豆、北沙参、云茯神，迥胜于生脉六君汤、金水六君煎。"我仿照此法治久嗽阴伤，无不获效。

二、"扫叶庄"与"踏雪斋"

清朝有两位著名的医家，一位是薛生白，另一位是叶天士，都是温病学派的代表，而且生活在同一时代，他们两个人之间有一段杏林故事，在中医界广为流传。

叶天士，名桂，号香岩，是清初苏州的名医。叶天士首次创立了温热病卫气营血的辨证纲领，强调重视养阴生津，并留下很多医案，著名的有《临证指南医案》，对后世影响甚巨。

薛生白，名雪，号一瓢。与叶天士同郡且同时，学术风格也很相近。叶天士擅长治疗风温、湿温，薛生白擅长治疗湿热病。叶天士在理论上贡献很大，而薛生白医术尤精，治疗多奇迹，《清史稿》称他"于医，时有独见，断人生死不爽，疗治多异迹"，与叶天士齐名，后世多叶薛并提，视为吴门学派的中坚。薛生白的主要著作《湿热病篇》也被后世推为习温热病的必读之作。

两人本来是好朋友，但因为一次诊病闹了矛盾。

相传有一个村民到薛雪处看病，薛雪察看了一番病情，告诉村民他的病很重，已经没法治了。这个村民刚出大门往回走，就碰上叶天士。叶天士为他诊脉后，给他下了方子，并告诉他说："您吃几服药病就会好的，不是很严重，不用害怕。"这一切恰恰被在一旁的薛雪看到了，薛雪认为叶天士有意显示自己的本事，故意让他难堪，一气之下，回家后就把自己的书房改名为"扫叶庄"。叶天士听说后也针锋相对地把自己的书房改名为"踏雪斋"。

后来叶薛二人又言归于好。据说叶天士的母亲得了伤寒，叶天士仔细地为母亲开了处方，可不见好转。这事传到薛雪那里，薛雪私下里说："这种病要是放在别的病人身上，叶天士早就用白虎汤了，而在自己的母亲身上，就不敢用了。她这病有里热，正是白虎汤证，药性虽重，非用不可。"这些话传到叶天士耳朵里以后，叶天士认为薛雪的话很有见解，就给母亲用了白虎汤，果然病很快好了。此后，叶天士觉得名医更应胸怀大度，互相尊重，互相学习，就主动地去薛雪家登门拜访，两人重归于好。

三、润肺止咳调养方

感冒后久咳不愈，口咽干燥，痰少或无痰，如果不是很严重，也可自行调养，我有一个经验调养方介绍给大家：

鲜藕（洗净，切片）30 克　鲜百合 30 克

鲜枇杷（去核）30 克　沙参 30 克。

将上药合煮汁，调入适量冰糖，代茶频饮。

注意：两个藕之间的藕节不能扔掉，藕节虽然纤维多，不好吃，但润肺止咳的药效比较好。

四、藕的妙用

藕历来就是人们喜爱的食品之一。藕气味甘、平、无毒，具有很高的营养价值。我国最早的药书《神农本草经》上就有"藕实茎"的记载。中医认为，藕孔窍玲珑，丝纶内隐，生用可以生津凉血，润肺止咳，熟用可以健脾益胃、补气生血，藕节善于止血，真乃果蔬中佳品，堪称佳蔬良药。

藕有多种保健养生用途:

1. 治咳嗽少痰:藕汁、梨汁各半杯,和匀服用,治口干、咳嗽、少痰。

2. 治疗乳腺增生:鲜藕节 60 克,水煎,分 3 次服用。

3. 治鼻出血:将藕节捣汁饮用,并在鼻中滴 3 ~ 4 滴,每天 3 次。

4. 治咽炎:将生藕节去毛洗净,用食盐腌 2 周。取藕节,以开水冲洗后含服。

5. 治疗痰中带血:干藕节 30 克,水煎,分 3 次服用。

五、咳嗽痰多怎么办

感冒后久咳不愈,如果不是痰少,而是痰多,尤其是早晨,吐出大量白痰,该怎么办呢?大家可以试试下面的调养方——排痰粥:

陈皮 10 克　枇杷叶 10 克　川贝母 6 克

制作方法:上药研成细粉,放入熬好的米粥中,再熬 10 分钟,即可服用。常服此粥,利痰咳出,并减少痰涎产生。

注意:贝母一定要选择地道的川贝母,不能用浙贝母代替,因为浙贝母善于清热化痰,对痰湿的病人太凉了。

米粥用大米就可以,但如果能用粳米就更好了。粳米有健脾养胃的作用。中医说,肺为储痰之器,脾为生痰之源,痰湿壅盛,多有脾虚,粳米健脾,可以帮助减少痰量。

六、咳嗽痰黄怎么办

中医对咳嗽的分类，首先是辨痰。如果干咳无痰，多为阴虚，治疗应当润肺止咳；如果痰多色白，多为湿痰，治疗应当燥湿化痰止咳；如果是痰黄而稠，多为痰热，治疗应当清热化痰止咳。前两种情况已经给出了调养的办法，那么，咳嗽痰黄，肺热的情况怎么办呢？

下面给大家介绍用于痰热的调养方——鱼腥草炖雪梨：

鱼腥草 100 克　雪梨 250 克　白糖适量

制法：先将新鲜雪梨洗净，连皮切成碎小块，梨核部分可弃去，备用。将鱼腥草洗净，切成碎小段，放入砂锅，加水适量，煮沸后用小火煎煮 15 分钟，用纱布过滤，去渣，收集过滤液汁再放入砂锅，加入生梨块，视需要可加适量清水，调入白糖，用小火煨煮至梨块完全酥烂，即可食用。

早晚 2 次分服，吃梨，饮汤汁。

鱼腥草有很强的清热解毒功效，被称为"天然抗生素"，有类似消炎药的作用。而且，这个药主要就是归肺经，也就是说，鱼腥草善于治疗肺部的炎症，尤其对于肺热咳嗽，表现为发烧、咳嗽吐黄痰、咽喉肿痛、大便干燥的患者，服用鱼腥草效果明显。雪梨性凉，味甘微酸，有生津润燥、清热化痰等功效，善治热病津伤、痰热咳嗽等症。我国古代医家推崇说："胸中痞寒热结者可多食生梨。"上二味配伍，不仅可清热化痰止咳，而且有较好的排毒解毒作用，对于长期吸烟，肺热较重的患者尤其适合，对于肺癌也有一定的辅助治疗作用。

七、民间止咳良方

川贝母蒸梨

雪梨1个　川贝母6克　冰糖20克

制法服法：将梨于柄部切开，挖空去核，将川贝母研成粉末后。装入雪梨内，用牙签将柄部复原固定。放大碗中加入冰糖，加少量水，隔水蒸半小时。将蒸透的梨和其中的川贝母一起食用。

功效主治：贝母为化痰止咳良药，与雪梨、冰糖并用，则起化痰止咳、润肺养阴功效。治疗久咳不愈，痰多，咽干，气短乏力。

此为民间常用验方，疗效确切，性味平和，同时适合儿童食用。

注意：1. 如果有感冒症状者不宜用。2. 本方以选用地道药材川贝母其效佳。

八、老慢支的病根在肾

老年慢性支气管炎（俗称"老慢支"）是一种常见病、多发病，这种病的特点是反复发作，迁延难愈，治疗上颇为棘手。那么，为什么老慢支总是反反复复，而且喜欢在冬天发作呢？求源溯本，老慢支的病根在肾虚。中医认为，肺肾同源，金水相生，《类证治裁》说："肺为气之主，肾为气之根，肺主出气，肾主纳气，阴阳相交，呼吸乃和。"《黄帝内经》说："丈夫八岁，肾气实，发长齿更。……五八，肾气衰，发堕齿槁。"人入老年，肾气自衰，腰酸腿软是肾虚明证，肾气衰则不能纳气，肾气虚则水泛成痰，肾气虚则肺气更虚，导致迁延难愈。

我在临床上用肺肾同补的办法治疗老慢支，获得了很好的疗效。

有人问了，小孩也有很多慢性支气管炎的病人，难道也是肾虚吗？我说，凡是慢性支气管炎迁延不愈的孩子，都属于先天肾气不足，更应当用补肾的方法治疗。

九、老慢支调养

肺肾同补的办法主要在间歇期给药，这是治疗老年慢性支气管炎的关键方法，下面是我的经验调养方。

冬虫夏草 20 克　蛤蚧 30 克　红参 20 克　川贝 30 克

上药打极细粉，装胶囊，每粒 0.5 克，早、中、晚空腹各服两粒，淡盐水送下。这是一个月的剂量。

方中冬虫夏草肺肾同补，为主要药物，蛤蚧加强补肾力量，红参加强补肺力量，川贝止咳化痰益肺。

如果上火，红参可以改用西洋参。如果还上火，改为沙参汤送服。

只要在慢性支气管炎没发作的时候，坚持吃这个调养胶囊，3年之后，基本可以停止发作。

大家要注意，您要想治疗慢性支气管炎，有3点非常重要。

一是要能够坚持长时间治疗，时间短了，不可能有效。

二是必须重视间歇期的治疗。所谓间歇期，就是慢性支气管炎没有发作的时候。间歇期的治疗是关键。

三是必须首先戒烟，要不然，什么灵丹妙药都不管用。20世纪60年代中国曾经大张旗鼓地搞过"三管一病"的研究，"三管"就是心血管、脑血管和支气管，"一病"就是肿瘤。专家们作了很多研究，最后的结论是，要想治好气管炎，就要戒烟。

十、冬虫夏草的独特功效

冬虫夏草有很好的止咳化痰作用。冬虫夏草可以作为药物使用，首先是藏族医生发现的，藏语叫"压扎梗布"，藏族医书里记载这味药物主要作用，就是治疗咳嗽，止咳化痰。根据史料记载，冬虫夏草在清朝才被传入中原地区，清代吴仪洛在他的《本草从新》这本书里，首次记载使用，书中说冬虫夏草能"保肺益肾，止血化痰，已劳嗽"。还是以化痰止咳作用为主，只不过增加了补肾的作用。所以，用冬虫夏草保健养生，最适合长期咳喘、肺功能不好的人。

冬虫夏草这味药应当说是慢性支气管炎患者保健首选的药物。

如果能够坚持正确的使用方法，慢性支气管炎的发作会逐渐减少，发作程度也会明显减轻。

那么，冬虫夏草这味药应用于慢性支气管炎保健应当怎么应用呢？具体方法是：用冬虫夏草 1~2 条，研末，早晨用淡盐水空腹送服。一般从冬至开始服用，用一个冬天，也就是一九、二九、三九……一直到九九，共服用九九八十一天。这是一年，至少要坚持连续用 3 年。

还有一个传统药膳，也比较好用，就是冬虫夏草炖乌鸡。每逢数九的第一天，取冬虫夏草 3~5 条、乌鸡一只，乌鸡煺毛去内脏加水适量，不放任何作料，下锅同煮，开锅后，文火炖 1~2 小时，放少量的盐，有一点儿咸味就可以。吃肉并喝汤。一顿吃不完可分两次吃。对于老慢支，照此法连服 3 个冬天，有比较好的疗效。

十一、养生小窍门

气管炎患者可用伤湿祛痛膏贴于气管发痒处，两三天即可痊愈。如果不知道哪里痒，可用手触摸气管，触到就咳即是患处。可在晚上睡前贴上，白天揭下来，晚上再换新的贴上。

十二、解字养生

咳，小儿笑也。从口亥声。

—— 《说文》

关于感冒后久咳不愈，口咽干燥，痰少或无痰，肺阴耗伤的治疗方法，清朝著名医家薛生白曾说过这样一段话："此由金水不相承抱，故咳久不愈，切勿理肺，肺为娇脏，亦不可泛然滋阴。方用整玉竹、川石斛、甜杏仁、生扁豆、北沙参、云茯神，迥胜于生脉六君汤、金水六君煎。"我仿照此法治久嗽阴伤，无不获效。

从头到脚
中药
养

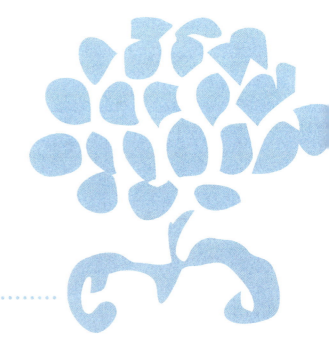

第十篇
心悸的中药调养

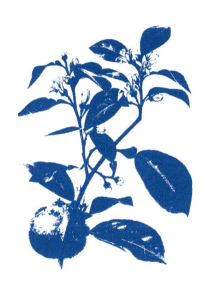

调养方

生地20克 玉竹20克 鲜百合60克

糯米100克 冰糖适量

先加水煎生地、玉竹，过滤取汁，糯米、鲜百合加水煮粥，半熟后加入药汁，米烂汤稠时加入冰糖调味，分早晚温服，擅治阴虚心悸。

一、典型病人

我在涿州市中医院看一个病人，男性，50多岁。

患者心慌心跳的毛病已经有很长时间了，到处治疗，效果不明显，而且患者有多年的胃病，消化不好，很多药都吃不下去。

我给病人把了脉，说："您是典型的炙甘草汤证，炙甘草汤是汉朝古方，专治您这个病。"果然，病人服药1周，病情好转一半，3周之后，一如常人，心悸痊愈。

病人服药后之所以有这么好的疗效，一个是辨证准确，另一个更重要，就是先把胃给调好了，中医说，脾胃是气血生化之源，是后天之本，如果脾胃不能运化，再好的药物也起不到应有的作用。治病先调脾胃，实为中医临床的重要经验。

二、炙甘草汤

炙甘草汤到底是什么样的一个方子，能有如此好的疗效？它针对什么样的病人最有效呢？

医圣张仲景在《伤寒论》中说"伤寒脉结代，心动悸，炙甘草汤主之"。意思是说，脉一会儿跳一会儿停，有间歇，病人感觉到自己心怦怦乱跳，就可以用炙甘草汤治疗。但这还不够，根据我的临床经验，还要再加上两个症状，才真正适合用炙甘草汤治疗，一是舌红少苔，二是心中烦热。

炙甘草汤原方如下：

炙甘草 12 克　生姜 9 克　桂枝 9 克　人参 6 克　生地黄 50 克

阿胶 6 克　麦门冬 10 克　麻子仁 10 克　大枣 10 枚

这张方子可以直接用于心悸的治疗，效果显著，但用的时候要注意 3 件事：

1. 剂量不能弄错，这里面最重要的药物是生地黄，用 50 克。

2. 阿胶需要烊化。很多病人不知道阿胶的用法，我在这里再强调一下，把阿胶打碎，放到碗中，加入适量的水，在锅里蒸 1 个小时，就熔化了，兑入煎好的汤药中服用。

3. 注意 4 个主要适应症：脉结代、心动悸、舌红少苔、心中烦热。

三、滋阴养心调心悸

临床上，我用炙甘草汤治好了大量心悸的病人。很多病人跟我讲，希望有一个家庭用的简单调养方法，可以长期坚持用。这里我就给大家介绍一个滋阴养心调养心悸的药粥，叫生地百合粥。用生地 20 克，玉竹 20 克，鲜百合 60 克，糯米 100 克，冰糖适量。先加水煎生地、玉竹，过滤取汁，糯米、鲜百合加水煮粥，半熟后加入药汁，米烂汤稠时加入冰糖调味，分早、晚温服，甚效。

四、地黄的独特功效

地黄是中医里面一味重要药物，六味地黄丸家喻户晓，其中的主要药物就是地黄。地黄可分为生地黄和熟地黄两种，生地黄性寒，善于滋阴凉血，熟地黄性温，善于补肾填髓。六味地黄丸里面用的是熟地黄，主要是用这味药物的补肾作用。

地黄自古以来就被认为是养生保健的重要药物，《神农本草经》将之列为上品，中医里面也有很多服食地黄延年益寿的方法。下面推荐两种用法：

1. 地黄粥：用生地黄 50 克，大米 100 克，冰糖适量。生地黄洗净后捣汁（或将生地黄 100 克加水 1000 毫升煮约 20 分钟，去渣取汁），以淘洗干净的大米加适量水煮粥，粥汁稠黏，冲入地黄汁，加冰糖搅匀，煎煮片刻，即可服食。每日早、晚餐温热服食。适合五心烦热的女性调养。

2. 地髓丸：用熟地黄 200 克，砂仁 30 克，鹿茸 20 克。后两味为细末，熟地黄先捣成细膏，和为丸。每次服 10 克，每天两次。能补肾填髓，治疗肾虚腰痛，晨轻暮重，效果明显。

五、心悸气短怎么办

一病人，女孩，10余岁。母亲代述，这孩子两年来，身体越来越差，体育课上不了，跑不了多远，就必须休息，心跳喘不上气来。和小朋友一起玩，没有一会儿，就要蹲下来休息，天天说累，完全不像其他孩子一样好动好玩。后到医院，诊断为心肌炎，反复治疗，辗转几家医院，都没有明显效果。

我一边把着脉，一边问小朋友，为什么跑一会儿就要休息呢？她说，跑不动了。我问，为什么要蹲下来呢？她说，蹲下来后就可以喘上气来。

我接着问她母亲，得这个病有没有直接的原因呢？母亲回忆说，好像是因为出去春游，淋了雨，感冒后就这样了。我问，有没有背很重的东西？母亲说，对了，当时怕孩子受罪，给她背了很多吃的和用的东西。我说，知道了。

这个病人，是典型的大气下陷。大气下陷有3种典型表现：一是气短，就是气不够用，喘不上气来，蹲下来容易让气接上；二是有典型的过度劳累或干重活的历史；三是寸脉沉、小而无力。病人的3种表现全部具备，因此，我心中已有定数。处方以升陷汤，患者服用1周后见效，加减治疗1个月后体力明显增加，已经能够和其他孩子一起上体育课了。

125

六、升陷汤

升陷汤可以直接用于心悸气短的调养，药品很简单，只有 5 味药：

生黄芪 15 克　知母 15 克　升麻 3 克　柴胡 5 克　桔梗 3 克

水煎分服，每日 1 剂，早、晚饭后半小时服下。注意休息，忌食萝卜。

此方即是名医张锡纯《医学衷中参西录》所载"升陷汤"，善于治疗大气下陷证。大气下陷的基础是气虚，因为劳力过度，可以导致胸中大气下陷，表现为气短，或咳嗽，或喘促，或心悸。黄芪善于升阳举气，为主药，知母滋阴清热，和黄芪配合，就像升腾起来的云气遇到冷空气，可以化生雨露。中医认为，脾胃阳气自右而升，用升麻升脾胃阳气；肝气自左而升，用柴胡以生发肝气；肺气主降，桔梗可提升肺气，不致肃降太过，这 3 味药共同辅佐黄芪升阳举气。几味药配伍得当，用力专一，方子虽小，却有奇功大效。

注意：

1. 气短和长出气不同。气短指的是气不够用，接不上气，而长出气指的是用力把气呼出来，觉得心胸痛快一些，中医有个名词叫"善太息"。气短属于气虚下陷，而长出气属于气机郁滞，治疗方法完全不同。如果患者不能把握，用药前一定要先咨询医生。

2. 萝卜可下气，所以忌食萝卜。

3．部分病人吃这个药前 5 剂病情加重，到第 6 剂好转。

七、患者的注解

我曾经碰到一个很有意思的冠心病患者，病人经常胸闷、心悸，常服复方丹参滴丸、速效救心丸等药物，开始效果还可以，但越来越控制不住，心悸、胸闷症状日渐加重。因为看到我在书里面介绍黄芪和丹参一起用可以治疗心悸、胸闷，所以开始使用，用药 13 剂后自觉症状逐渐好转，所以直接找到我的门诊来看病。

冠心病胸闷胸痛，伴有心慌心跳的，绝大多数都有气虚证，该病人体质偏弱，气虚更加明显，再加上长期使用活血药物，越发耗气。所以，我先给开了一个补气为主的方子，吃了 7 天药以后，心悸大为缓解。气渐渐补上来以后，心慌心跳少了，胸闷就突出了，用药的主要方向转到活血为主，经过一段时间的治疗，斟酌补气和活血药的用量配比，病情得到了控制。

这个病人有意思在哪儿呢？他每一次喝完药以后，都会在病例后面写一句话，描述服药后的体会，还用括号括起来，就像在作注解。比如，在补气药的后面他写道"此方治疗心悸"；在活血为主的汤药后面，他写道"此方治疗胸闷"。

医生必须对患者的反应敏感，通过患者的注解，我得到了至少两个重要启示：

1．进一步证实冠心病胸闷胸痛伴有心慌心跳的，绝大多数都有气虚证，用补气的药物可以有效治疗心悸。

2. 补气药和活血药的用量配比是否合适，对这个病的治疗非常重要。

八、心悸胸闷的调养

我给大家推荐一个简单的、对冠心病伴有心悸的患者比较适合的调养方：

黄芪 30 克　丹参 10 克

上药水煎 20 分钟，分两次服用，效果明显。

大家一定要注意以下两点：

1. 冠心病心绞痛是比较严重的疾病，不能单用这两味药物治疗，其他药全都不用了。这只是个调养的方法，只能起到辅助作用。

2. 黄芪和丹参的剂量和比例非常重要，不同的人需要不同的配比，所以，用药之前最好先咨询医生。

九、高敏 C－反应蛋白

现在冠心病的化验单里面通常有这么一项，叫高敏 C－反应蛋白（hs－CRP），这个指标升高说明什么呢？

现代研究认为，冠心病的这种动脉粥样硬化，是一种炎症反应。

光有血脂高还形成不了动脉硬化斑块，血脂进入动脉内皮，需要大量单核细胞、巨噬细胞来吞噬这些血脂，才能逐渐形成斑块，而且斑块里面和外面，都聚集着很多炎性因子，尤其在斑块不稳定的时候，炎症反应更明显。高敏 C - 反应蛋白升高，是动脉粥样硬化炎症反应加剧，斑块开始不稳定的表现，这样的病人更容易出现心梗或脑中风。

对于指标升高现在没有什么治疗的办法，我的临床经验，用清热解毒凉血的中药，可以降低高敏 C - 反应蛋白的水平，起到稳定斑块的作用，下面介绍一个调养方：

玄参 30 克　金银花 15 克　丹参 15 克

上药水煎代茶，坚持使用，久服自愈。

十、心悸失眠的调养

在日常诊治病人中，常遇到一些患者，主诉胸闷、心慌、失眠，甚至胸痛，自认为患了"心脏病"，忧心忡忡地来院就诊。但大多数病人经 X 片、心电图及超声心电图检查均正常。这并非是器质性心脏病，而是一种以心血管症状为主的功能性失调的心脏神经官能症（即心脏自主神经功能紊乱症）。

心脏为何有神经官能症呢？中医认为，绝大多数都是思虑过度，耗伤心血所致，我这里给大家介绍一种养心安神的调养方法，可治此病，也可以用于失眠的调养。

养心安神粥：桂圆肉 30 克，柏子仁（捣碎）30 克，炒酸枣仁（捣碎）30 克，茯苓粉 15 克，红枣 10 枚，粳米 100 克。共放砂锅内，加水适量，文火煮粥，晨起空腹服食。此粥治疗心脏神经官能症属于心血不足的，颇有效验。

十一、龙眼肉

龙眼肉即桂圆肉，是常见食品，也是一味常用中药，是药食两用的代表药物之一。功能滋生心血、保合心气、强健脾胃，被称为补心健脾要药。中医里面有一个治疗心脾两虚的著名方剂叫"归脾汤"，龙眼肉在里面就是重要药物。龙眼肉最擅长治疗两种疾病，一个是由于思虑过度，耗伤气血导致的心悸和失眠。另一个是由于脾虚不能固摄，慢性出血迁延不愈，比如大便出血、月经出血等。服用方法，把龙眼肉蒸熟，当做点心，放量食用，能除病根。

十二、养生小窍门

按压腋窝治疗心悸：清晨起床前平卧在床上，左右臂交叉，左手按右腋窝，右手按左腋窝。以双手食指、中指、无名指指端，稍用力有节律地按压腋窝 100 次。按压腋窝有调气和血、清心宁神、促进体液循环之功效，主治心悸。

十三、解字养生

悸，心动也。从心季声。

——《说文》

医圣张仲景在《伤寒论》中说"伤寒脉结代，心动悸，炙甘草汤主之"。意思是说，这个脉一会儿跳一会儿停，有间歇，病人感觉到自己心怦怦乱跳，就可以用炙甘草汤治疗。但这还不够，我的临床体会，还要再加上两个症状，才真正适合炙甘草汤治疗，一是舌红少苔，二是心中烦热。

从头到脚中药养

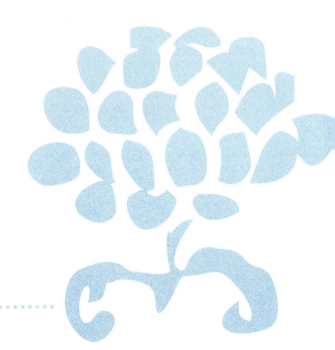

第十一篇

胃痛的中药调养

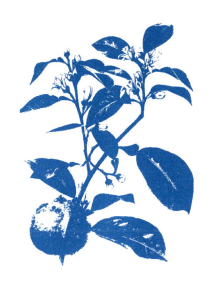

调养方

天台乌药9克 干百合15克

上药打粉，早晚两次，温开水送服，擅治气滞胃疼。

一、典型病人

一病人，男性，60 岁左右，数十年老胃病，到我这里来。说看了很多年的病了，吃了不知多少药物，一直都没有治好。病人什么表现呢？身体消瘦，胃痛隐隐，胃口怕凉，食后腹胀，大便不成形。这是典型脾胃虚弱表现，我就这个病人，正好给抄方的学生讲了中医对老胃病的认识，当然病人也在旁边听着。我说："凡是老胃病，多年不能缓解，多半属于脾胃虚弱，特别是老年人，治疗上不能急于求成，必须用中正平和的药物，中医里面有一个经典的方子，叫四君子汤，最为适合，很多医生嫌这个方子过于平淡，弃之不用，非常可惜。这种病忌讳的是见到腹胀、腹痛就用大量理气止痛的药物，这种腹胀是虚胀，由于气虚不能运转造成，越用理气药越严重。"病人听了频频点头，用四君子汤加怀山药、鸡内金等药治疗 1 个月，胃口大开，疼痛消失，连病人自己都觉得不可思议，这么少、这么便宜的药，怎么有这么大的功效呢。

二、四君子汤

四君子汤出自宋朝《太平惠民和剂局方》，是中医经典的益气健脾方药，由人参（9 克）、白术（9 克）、茯苓（9 克）、炙甘草（6

克）组成，因为药性中正平和，有似翩翩君子，温文尔雅，所以叫四君子汤。

脾胃虚弱的患者，尤其是老年患者，服用该药有很好的临床疗效，但要注意以下几个方面：

1. 必须是脾胃虚弱的患者才适合，如果肝胃不合、脾胃湿热、胃阴不足等证，都不适合。脾胃虚弱的典型表现，用 16 个字可以概括：神疲乏力、胃痛隐隐、食后腹胀，大便溏薄。这些病人还有一个典型的舌象，舌边有齿痕。很多病人问我齿痕能不能消下去，我说，用四君子汤就行。

2. 这张方子需要用人参，如果上火，也可以用党参 30 克代替。人参的力量，是党参的 3 倍还要多。

三、开胃妙方

很多脾胃虚弱的人胃口很小，不愿意吃东西，身体消瘦，中医有个专有名词，叫"纳呆"。纳是吃饭的意思，呆形容没有胃口。近代名医张锡纯有一张开胃的小方子，临床应用，效如桴鼓。

生怀山药 30 克　鸡内金 15 克

两味药打粉，早、中、晚冲服。

这个药对中老年人胃口不好，或者儿童不爱吃饭，身体消瘦的，效果好，吃了以后，几天之内就会胃口大开，我经常给病人推荐这个方子。有位老年人，2 年之内瘦了 10 公斤，有些害怕，做了全面的身体检查，排除了肿瘤、糖尿病等可能，来找我调养。我一看，是中医典型脾虚纳呆，给他开了这张方子，吃 3 天药就胃口大开，一个月体重长了 4 公斤。

注意：儿童用量要减少 2/3，用生怀山药 10 克，鸡内金 5 克就可以。

四、乌药百合善治胀痛

胃痛还有一种常见的类型，就是胀痛，不但胃部胀气，而且会牵连到两个肋部，这样的病人中医称为"肝胃不合"或"肝气犯胃"，多由于脾气急躁，肝气太过，伤及脾胃所致。中医很擅长治疗这样的病，也有很多的方剂可以选择，比如柴胡疏肝散、气滞胃痛冲剂等等。用完汤药以后，我一般给病人推荐一个中医传统有效的调养方法，是一个有名的药对：

天台乌药 9 克　干百合 15 克

上药打粉，早晚两次，温开水送服。

百合给大家介绍过，能健脾益气，有很好的养胃作用，乌药最擅长理气止痛，《本草求真》说："凡一切病之属于气逆，而见胸腹不快者，皆宜用此。"浙江天台所产者品质最佳，是地道药材。

五、难以形容的胃痛

临床上常常见到这样的病人，他们没有办法形容自己胃里面的不舒服，他们通常会说，我也说不清怎么难受，反正不舒服，乱七八糟的。中医里面有一个专有名词来形容这种似痛非痛的症状，叫"嘈杂"。症状特征是胃中烦热闷乱，似饥非饥、似痛非痛、似辣非辣，有的病人伴有反酸。

中医治疗嘈杂反酸、胃中拘急疼痛最有效的方剂是小建中汤，这是北京名老中医岳美中先生的经验。我临床上也经常使用这张方子。

六、小建中汤

小建中汤是东汉医圣张仲景的名方，善于调和肝脾，缓中止痛，常用于胃溃疡、慢性胃炎的治疗。方药组成如下：

饴糖 30 克   桂枝 9 克   芍药 18 克   生姜 9 克   大枣 6 枚

炙甘草 6 克

这张方剂用的时候要注意以下事项：

1. 饴糖是现在的高粱饴，或者叫高粱软糖。

2. 煎煮方法，水煎 20 分钟，取汁，兑入饴糖，文火加热溶化，分两次温服。

3. 如果胃内觉得热，加入黄连 9 克，吴茱萸 3 克。

4. 胃胀严重的，不能用这个方子。

七、高良姜、香附善治寒痛

临床上，还有一种更常见的胃痛，我们称为寒痛，常因天气变冷、吃凉东西而引发疼痛，疼痛时伴有胃部寒凉感，如果吃些温热的东西或外面用热东西温一下，症状就会减轻。这样的胃痛怎么办呢？

最简单的办法，就是喝生姜白糖水，把生姜切成碎末，加入适量白糖，趁热服下，胃痛一般都能缓解，中医认为，生姜可以温胃散寒。

如果寒痛比较明显，也可以服用良附丸，这是中医专门治疗胃寒胃痛的方子。由高良姜和香附两味药组成。高良姜长于温胃散寒，比生姜的作用要强，香附长于疏肝行气止痛。

关于药物的用量，原书《良方集腋》上有这样一段话："本方用治诸胃痛，如因寒而得者，用高良姜 6 克、香附 3 克；如因怒而得者，用高良姜 3 克，香附 6 克；如因寒怒兼有者，用高良姜、香附各 4.5 克。"

简单的用法是打粉冲服。

八、老年人便秘的调养

长期脾胃功能不好，还容易导致一个毛病，就是便秘。很多老年人受便秘困扰，长期使用通便药物，有的甚至要用开塞露，非常痛苦。

实际上，老年人便秘的原因，主要是因为脾胃虚弱，肠道蠕动力减弱，导致大便在肠道内停留时间过长，水分被过多吸收。有的病人，即使大便不干，也排不出来，根本没有便意，这更是脾胃虚弱的表现。

所以，治疗便秘，最关键的是要健脾，让胃肠蠕动功能增强，这样才有希望最终解决问题。给大家介绍一个我应用多年的调理方药：

生白术 120 克　制何首乌 30 克　当归 30 克　玄参 30 克

肉苁蓉 60 克　黑芝麻（炒）60 克　黑豆（炒）60 克

上药打粉，每天两次，每次服用 6 克。日久必见功效。

九、健脾燥湿话白术

白术是中医健脾益气的一味非常重要的药物。地道产地在浙江于潜，所以又叫于术。白术的功效有四，一是健脾，二是燥湿，三是止汗，四是安胎。

白术最善健脾，增加脾胃运化功能，所以可以用来治疗脾虚便秘。如果简单地用，白术一味药，打粉，每天 6 克，也可以起到治疗便秘的作用。

白术健脾，善于治疗儿童口角流涎，用生白术捣碎，加入水和白糖适量，放在锅里，蒸 1 个小时，早晚服用，甚效。

对于长期脾胃虚弱，饮食不易消化，日渐消瘦的，可以用白术调养，《本草纲目拾遗》载有一方，治虚弱枯瘦，食而不化。用炒白术 500 克，菟丝子 500 克，共为末，蜜丸，每次 9 克，每天两次。能健脾益气，开胃进食，增加体重。

十、一杯山药进琼糜

脾胃功能不好的人，如果从日常保健的角度，最适合用山药调养。我以前在《养生堂》节目中详细介绍过山药的功效，后来有观众朋友给我打来电话，说她服用山药已经两年，作用和我在电视里讲的一模一样。哪些作用呢？李时珍总结了 5 个方面的作用，即：益肾气、健脾胃、止泻利、化痰涎、润皮毛，还要再加上《神农本草经》里面提到的长肌肉。这个观众全部都体会到了，看来，我们古人总结的是非常精确的。

对中药的正确使用，用得高明不高明，疗效好不好，有一个重要方面，就是必须要对一味药物有全面认识，只知道药物的其中一个作用是不行的。如果一个病人有几个主要症状都和一味药物的几个主治功效对应，这时候，重用这味药物，临床疗效会大大提高，这是我最近才体悟出来的。

山药的保健用法，推荐两种，一种是蒸熟食用，另外一种是做山药粥。

大诗人陆游就经常把山药粥做夜宵，有诗为证：

高梧策策传寒意，

叠鼓咚咚迫睡期。

秋夜渐长饥作祟，

一杯山药进琼糜。

山药粥的做法很简单，准备生怀山药 500 克，轧细过箩，每次用 30 克山药粉，调入适量凉水，放在炉火上熬煮，不停地用筷子搅动，煮开两三次以后就成粥了。如果是小孩服用，可以少加一些白糖。

十一、养生小窍门

足三里善于治疗胃痛。取穴时，由外膝眼向下量 4 横指，在腓骨与胫骨之间，由胫骨旁开 1 横指处即是。一般胃痛发作时，按压足三里，让局部有酸胀的感觉，很快胃痛就会缓解。

记得我大学实习，在天津中医药大学第一附属医院针灸科，老师是阎莉主任。有一天来了一个急性胃痉挛患者，疼得很厉害，阎主任让我来处理，我问怎么办，老师说，足三里一针，得气就好了。我如法，提插捻转，病人觉得一股热气从胃中散开，彻底不疼了。这件事情给我的印象很深，以至于后来有一段时间专门搜集用一个特效穴位治疗疾病的方法，阎老师的女儿给我取了个雅号，叫"吴一针"。

足三里非常适合防病健身，调理胃肠功能。方法简便易行：一是每天用大拇指或中指按压足三里穴一次，每次每穴按压 5～10 分钟，每分钟按压 15～20 次，注意每次按压要使足三里穴有针刺一样的酸胀、发热的感觉。二是可用艾条做艾灸，每周艾灸足三里穴 1～2 次，每次灸 15～20 分钟，艾灸时应让艾条的温度稍高一点，使局部皮肤发红，艾条缓慢沿足三里穴上下移动，以不烧伤局部皮肤为度。以上两法只要使用其一，坚持 2～3 个月，就会使胃肠功能得到改善，使人精神焕发，精力充沛。

十二、解字养生

胃，谷府也。从肉；象形。

——《说文》

中医认为胃的主要生理功能为以下两个方面：

一是主受纳、腐熟水谷。即胃能接受容纳食物，并能将食物初步消化形成食糜。所以，胃又被称为"太仓"、"水谷之海"、"水谷气血之海"。

二是主通降、以降为和。藏象学说中，以脾升胃降来概括机体整个消化系统的生理功能。因此，胃的通降作用，除将腐熟后的食物推入小肠进一步消化外，还包括小肠将食物残渣下输于大肠，及大肠传化糟粕的功能。

从头到脚中药养

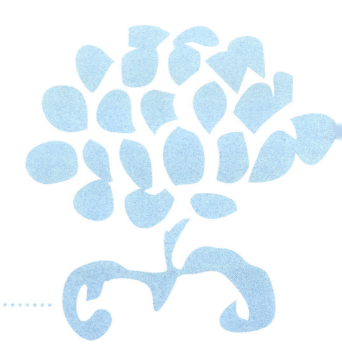

第十二篇

自汗盗汗的中药调养

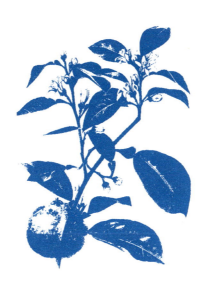

调养方

用猪肚一个，洗净，装满糯米，用线缝口，放到砂锅里，水煮到极烂，将猪肚和汤全部吃掉，糯米晒干，碾成粉，每天用30克，空腹米汤调服。

一、典型病人

一病人，男性，50余岁，有多年出汗的毛病。平日汗多，稍有活动或者运动，就大汗淋漓，几乎不能正常工作。饭后更是汗多，只要一喝水，马上出汗。经常容易感冒，平素就有鼻炎，只要着风，鼻炎马上发作，四肢发凉，怕风怕冷，舌红苔白，脉沉细。处方如下：

黄芪60克　白术15克　荆芥10克　防风10克

炙附片（先煎）15克　白芷15克　细辛3克　辛夷15克

炙甘草6克　生姜3片　大枣5枚

水煎分服，每日1剂，早晚分服。忌浓茶和萝卜。患者服用1周，出汗明显减少，怕风、畏寒症状也明显减轻。加减治疗4周，鼻炎症状基本缓解。

二、自汗的原因

患者是典型的自汗证，中医认为，自汗是皮肤的阳气不足造成的，皮肤的阳气中医叫卫气，保卫的卫，就是保卫人体肌肤不受风、寒、暑、湿、燥、火等外邪的入侵，所以一般来讲，凡是自汗比较严重的病人，一般都容易感冒咳嗽，有些人患有鼻炎，有些人患有其他过敏症状，都是卫表不固造成，治当益卫固表。

三、玉屏风散

中医有一个名方，叫"玉屏风散"，是专门用来治疗气虚感冒的方子，也可以预防感冒。名字也很好听，吃了这个药，就像给身体周围放置了"玉屏风"，可以阻挡风、寒、暑、湿、燥、火各种外邪的侵袭。玉屏风散的剂量和用法如下：

炙黄芪60克　白术60克　防风30克

上药为末，每服3钱（9克），用水一盏半，加大枣一枚，煎至七分，去滓，食后热服。

注意事项：

1. 3味药物的比例不能变。

2. 散剂比水煎服用效果好。

3. 必须用枣汤送服。

4. 饭后马上服用效果好。

中医方剂里有"玉屏组合少而精，芪术防风鼎足行"之说，意思就是玉屏风散药味组成少而精，只有黄芪、防风、白术3味药物。黄芪是健脾补气药的代表，于内，可大补脾肺之气，于外，可固表止汗，特别适合治疗肌表卫气不固导致的体虚自汗，是方中的主要药物；白术则能健脾益气，帮助黄芪加强益气固表的功能，为辅药；防风异名叫"屏风"，可以解表祛风。前两味药，以扶正为主，而防风则以驱邪为主，本方剂正是"标本兼治"的巧妙结合。

四、元朝名医危亦林

玉屏风散出自《世医得效方》，这本书是元朝名医危亦林所著，是他的祖传秘方。

《礼记·曲礼下》载："医不三世，不服其药。"可见古人对家传中医渊源的重视。

危亦林就是出生在一个祖辈行医的中医世家，他的爷爷、父亲都是当时著名的医生。

危亦林最擅长的是骨伤科，在他的著作《世医得效方》里，多选载前代医学文献及家传验方，在骨伤科证治方面载述尤详，书中翔实和突出地记述了关于麻醉药物的使用，有世界上较早的关于全身麻醉的记载。对于骨折、脱臼、跌打损伤、箭伤等整复治疗也有精辟的论述，特别是首创悬吊复位法治疗脊椎骨折更是珍贵。此书代表了金元时期中国骨伤科的发展水平，居于当时世界医学的前列。

五、顽固自汗

自汗的轻重程度差别很大，轻度的表虚自汗，用玉屏风散治疗，很快就能缓解，但是也有程度比较重的，治疗起来难度比较大。我

再给大家介绍一种比玉屏风散止汗力量更大一些的方法，也是 3
味药：

山茱萸 30 克　生龙骨 30 克　生牡蛎 30 克

水煎 30 分钟，早晚两次分服。

这张方子是著名医家张锡纯的经验方。他说："若其汗不止，可
但用龙骨、牡蛎、萸肉各一两，不过两剂其汗即止。"我在临床上经
常以这 3 味药为主，治疗比较顽固的自汗，效果非常好。比如，有
一个女性病人，自汗非常严重，到处寻医治疗，喝了不知多少汤药，
就是不管用。后来到了我这里，我就是用这 3 味药为主开了药方，
7 天以后，病人复诊，兴奋之情溢于言表，汗量减少了 1/3，这可是
从来没有的现象。

大家用这个药的时候要注意，这是一张收涩止汗的方子，力量
比较大，如果您连吃 3 天，一点效果都没有，这病里面肯定掺杂了
其他原因，请及时到医院诊治。

六、自汗食疗

中医在几千年的临床实践中，总结出不少治疗自汗的食疗方法。
疗效比较确切的，应当首推民国医家谢观先生在《中国医学大辞典》
中推荐的方法：

猪肚一个，洗净，装满糯米，用线缝口，放到砂锅里，水煮到
极烂，将猪肚和汤全部吃掉，糯米晒干，碾成粉，每天用 30 克，空

腹米汤调服。

中医理论认为，自汗的原因是卫气不固，而卫气的来源在脾胃，"脾为气血生化之源"，猪肚善补脾胃，可以补卫气而止汗，糯米性黏而收涩，有收涩固表止汗的直接功效。

七、盗汗的原因

出汗过多，中医称为汗症，分为自汗和盗汗。那么，这两种病有什么区别呢？

不论睡着还是清醒时，不知道是什么原因，就是爱出汗，本来不是很热，或者才活动一会儿，就不停地出很多汗，这是自汗。中医认为，自汗是皮肤的阳气不足造成的。

如果在睡着的时候出汗，早晨醒来，汗就停止了，发现枕巾和被子都湿了，这就是盗汗。中医认为，盗汗是阴虚所致。

大家一定要注意，盗汗有可能是某些疾病的症状，比如结核病、甲亢、糖尿病、肿瘤、更年期综合征等，患者一定要到医院诊断清楚盗汗的原因。

八、盗汗妙方

中医治疗盗汗，有一个非常著名的方子，叫当归六黄汤。我在临床上经常用这个方子治疗盗汗伴有五心烦热的症状，有很好的疗效。

当归6克　生地黄6克　熟地黄6克　黄芩6克　黄柏6克

黄连6克　生黄芪12克

为什么叫当归六黄汤呢，因为除了当归以外，其他6味药都有个"黄"字。这张方子被称为"盗汗之圣药"。

方中当归养血，生熟地黄滋阴，3味药养血补阴，从本而治；再用黄芩清上焦火，黄连清中焦火，黄柏泻下焦火，使虚火得降，阴血安宁，不致外走为汗；又倍用黄芪，固已虚之表，安未定之阴。全方6味，以补阴为主，佐以泻火之药，阴血安定，盗汗自止。

九、外治盗汗

五砂散：五倍子5份，朱砂1份。共研细末，贮瓶备用。用时取药散0.5～1克，用温水调成糊状，于患者临睡前敷于肚脐，外以纱布覆盖，胶布固定。翌日晨起时取下，如无效可重复使用，一般连用3天即可奏效。本方适用于各种证型的盗汗，尤其适合儿童盗汗的治疗，有比较显著的疗效。

十、潮热汗出

除了自汗和盗汗以外，还有一种异常出汗的形式，叫潮热汗出。什么是潮热呢？发热如潮水一样有定时，每天到一定时间体温就升高（一般多在下午出现）。

超过 3/4 的女性在更年期有潮热现象。这种突然发热的感觉会从躯干传递到脸部，令人不适。有的女性满脸通红，也有人感到心跳加快，感觉焦虑，多数伴有大量出汗。这样的情况可能一天出现几次，甚至每个小时都出现，因人而异。

女性更年期潮热汗出比较明显的，怎么办呢？还是当归六黄汤，这张方子不但可以治疗盗汗，是盗汗之圣药，而且对更年期潮热汗出也有非常好的疗效。

更年期潮热汗出患者，也可以配合日常调养：

燕窝 6 克，鲜百合 15 克，银耳 9 克，冰糖适量。将燕窝、银耳用热水泡发，择洗干净，放入百合和冰糖，隔水炖熟服食。早晚各 1 次。

中医认为，更年期潮热汗出，本质在于阴虚。燕窝、百合和银耳都是滋阴佳品，尤其是燕窝，历来被视为食中珍品，最能滋阴补气，润燥除烦，长期食用能增加人体抵抗力，延缓衰老，润肤美容。女性以阴血为根本，阿胶为补血之圣药，而燕窝则是滋阴之妙品，因此非常适合女性调养。宋美龄女士，高寿 106 岁，据说她每天都会吃一小碗冰糖燕窝。《红楼梦》中燕窝二字出现 17 次之多，第四十五回宝钗道："每日早起拿上等燕窝一两，冰糖五钱，用银铫子熬出粥来，若吃惯了，比药还强，最是滋阴补气的。"慈禧太后更是经常食用燕窝，她的菜谱上燕窝是每天必备的一道菜，有时甚至4~5道菜里面都有燕窝。

燕窝不但适合更年期女性调养，孕妇在生产前两三个月食用燕窝，不仅能使自身身体强健，而且能使未来的新生婴儿更强壮、更白皙、更漂亮、更不易生病。产后的妇女，要缓解哺育孩子的劳累，要恢复生产前窈窕的身姿，燕窝是最佳的天然滋补食品。孕产妇用燕窝调养，新加坡最为流行。

十一、养生小窍门

自汗外治方法：用煅牡蛎研成细末，装在绢袋或纱布袋中，像扑粉一样扑在出汗比较多的地方，甚效。

十二、解字养生

汗，人液也。从水干声。

——《说文》

出汗过多，中医称为汗证，分为自汗和盗汗。那么，这两种有什么区别呢？不论睡着还是清醒时，不知道是什么原因，就是爱出汗，本来不是很热，或者才活动一会儿，就不停地出很多汗，这是自汗。中医认为，自汗是皮肤的阳气不足造成的。如果在睡着的时候出汗，早晨醒来，汗就停止了，发现枕巾和被子都湿了，这是盗汗。中医认为，盗汗是阴虚所致。

第十三篇

水肿的中药调养

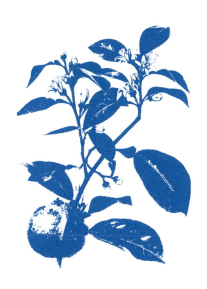

调养方

生黄芪50克 枸杞子10克 石斛10克
丹参10克

把以上4味药洗净，放到大茶杯中，
倒入滚开水，闷15分钟，代茶饮，可以
续水，每天一服，擅治老年虚性水肿。

一、黄芪的独特功效

1920 年胡适先生因劳累过度，得了消渴症、胸痹，还伴有水肿，到协和医院治疗，久治不效。一朋友建议他服中药试试，胡适认为，"中医无科学系统，殊难信用"。经友人一再劝说，胡适勉强从之。于是求诊于北京名医陆仲安（人称陆黄芪）。陆仲安诊毕说："此易事也，可服黄芪汤。"胡适服药后，"病竟霍然愈"。

后来，胡适的朋友马幼渔的弟弟得了水肿病，腿肿得很严重，眼睛都睁不开，找了很多医生看，都没有效果，胡适推荐找陆仲安看病。重用黄芪，不出百日，霍然而愈。

从此胡适改变了对中医的看法，尤其喜欢黄芪，劳累的时候，经常用黄芪泡水，代茶饮用，感觉精力倍增，讲起话来，声如洪钟，滔滔不绝。他还把这个诀窍告诉北大的其他老教授。还到处呼吁，要好好研究黄芪这味药。

二、黄芪水肿

水肿有很多原因，常见的有肾源性水肿，比如肾炎；还有心源性水肿，比如心衰。有原发病的水肿最好到医院专科就诊。有些水肿没有原发疾病，由体质虚弱造成，尤其是老年人比较常见，比如早晨起来腿肿、眼皮肿，常常自觉身体沉重，活动不灵活等等，最适合用黄芪来治疗，我给这种水肿起了个名字，就叫"黄芪水肿"。

三、黄芪水肿的典型表现

黄芪水肿的典型表现为：容易眼皮肿，容易长眼袋，目无光彩，下肢肿，两腿无力沉重，特别是足肿，手足易麻木。

另外，如果再有以下几个黄芪适应证，就更加适合用黄芪治疗，符合得越多，疗效就越好。

1. 黄芪面色：面色黄白或黄红隐隐，或黄暗，缺乏光泽。

2. 黄芪肌肉：肌肉松软，比如下巴的肉耷拉下来，或腹壁软弱无力，犹如棉花枕头，按之无抵抗感以及痛胀感。

3. 黄芪骨骼：骨头不是很强壮，手腕和脚腕都偏细，皮肤黄白。《金匮要略》所谓的"骨弱肌肤盛"的"尊容人"，一副养尊处优的形态。

4. 黄芪体质：平时易于出汗，畏风，遇风冷易于过敏，或鼻塞，或咳喘，或感冒。大便不成形，或先干后溏。

四、典型病人

有人会问了："黄芪能治疗水肿，吴大夫临床用过没有？"我说：

"当然用过了，不但用过，而且是经常用，治好的病例很多。"在这里给大家介绍一个典型的病例。

有一位男性病人，60多岁，双腿水肿已经20多年，白天肿得厉害，晚上好一些，两条腿像灌了铅一样，非常沉重，到处寻医问药，检查做了一大堆，没有发现任何问题，中药西药吃了不知多少，就是没有效果。找到我这里来治疗。

我说："您这个水肿叫黄芪水肿，必须用大量的黄芪才能真正治好。"病人说："黄芪水肿？从来没有听说过。"我说："这是我自己给起的名字。您这个病时间太久了，恐怕要有持久战的准备。"病人说："长期吃汤药确实有点难度，吃怕了，有简单的办法吗？"我说："有，但是您必须要坚持至少两三个月。"病人说："没问题。"

最后疗效怎么样呢？事实上，病人只用了一个月腿肿就全部消失，而且双腿再也没有沉重的感觉，病人认为，疗效简直不可思议，大大出乎他的意料。

五、黄芪水肿汤

我把这位病人所用的药物给大家详细介绍一下，这是我的临床经验方，取名叫"黄芪水肿汤"，治好了很多水肿病人，而且药物简单，一共4味药，选用的都是可以长期服用，具有强健身体、延年益寿的药物。黄芪水肿汤的组成如下：

生黄芪50克　枸杞子10克　石斛10克　丹参10克

把这几味药洗净，放到大茶杯中，倒入滚开水，闷 15 分钟，代茶饮，可以续水，每天一剂。

老年虚性水肿的主要原因是"气不化水"。人体水液的正常代谢，有赖于气的蒸腾气化，才能三焦水道畅通。水液的蒸腾气化，主要靠两方面的力量，一是脾气，二是肾气。黄芪为补药之长，善补脾气而利小便；枸杞子阴阳双补，助肾气而化水湿；石斛善于滋养五脏，水肿病人水液代谢不好，不能有效利用，常常感到口干舌燥，石斛最善清解上焦燥热，同时，这味药也能减少黄芪和枸杞子的热性，以防上火；丹参这味药最善活血通脉，中医理论认为，活血即能行水，这和西医的理解有吻合之处，比如静脉回流不好，就容易下肢水肿。

更重要的是，这 4 味药都是中医里面适合保健养生的药物，可以长时间服用，不但没有毒副作用，而且可以益气补肾，滋阴润燥，活血通脉，具有延年益寿，强身健体的保健功效。

六、黄芪粥

虽然黄芪水肿汤用法已经比较简单了，可是，有些病人还是觉得麻烦，问有没有更简单的方法，我说，有，就是黄芪粥。

这个黄芪粥在清代陆定圃《冷庐医话》中有比较详细的记载：王某患肿胀病，自顶至踵，大便常闭，气喘声嘶，二便不通，生命垂危，求医于海宁许珊林。许氏用生黄芪 120 克、糯米 30 克，煮粥一大碗，令病家用小匙频频送服。药后喘平便通，继而全身肿消而愈。只有脚面有铜钱一样大的水肿消不掉，许大夫说明年肯定要复发，还要用这个方法治疗。到转年，果然复发，找了一个医生来诊病，痛诋前方，以为不死乃是大幸，重用除湿利水药物，服用十几剂王某竟气绝身亡。到要盖棺的时候，妻子看到他的眼睛动了一下，赶紧招呼大家，眼睛又连动几次，于是用黄芪粥灌救，灌满了口，但不往下咽，过了一会，患者忽然眼睛一睁，满口的汤水都咽下去了，病人活了。后来，连续用黄芪数斤，直至脚上的水肿全部消失，以后再也没有发作。

这个医话在中医行业内影响很大，后来，很多医生尝试用黄芪粥来治疗气虚水肿，都获得良效。黄芪粥中黄芪的用量要大，如果您在家里自己保健，建议用生黄芪50克，如果再大的剂量，要请教医生的意见。

黄芪粥的做法如下：

用生黄芪50克，糯米适量。将黄芪洗净，水煎取汁，再将米与药汁同煮为粥，即可服食。

七、黄芪粥养生

黄芪粥不但能治疗水肿，而且是很好的养生粥。

民谚说，"常喝黄芪粥，人老无病忧"，黄芪粥是中国传统的药粥，在宋代已经风行，苏轼有诗，"白发欹簪羞彩胜，黄芪煮粥荐春盘"，可见苏轼是食用过黄芪粥的。

但是用黄芪粥养生，要注意以下几点：

1. 黄芪须多服久服方能见效，这味药的补气作用和人参不同，人参力量大、起效快，黄芪力量小、起效慢，但稳当踏实，不容易上火，不容易补过了。我曾经打过一个比喻，刘、关、张桃园三结义，红参是张飞，生晒参是关羽，而黄芪更像刘备。

2. 不适合体格健壮的人保健。

3. 感冒发烧、咽喉红痛、大便干燥者，不宜使用。

4. 病人多怒、脾气急躁、肝火大者勿服。

5. 高血压病人慎服。高血压病人多数都是肝阳上亢，服用黄芪会加重。网上说黄芪可以治疗高血压，那是特定的情况，中医辨证属于黄芪适应的证型才可以，自己保健，不适合。

八、进一步提高疗效

老年特发性水肿并不是一个容易治疗的疾病，有些病人的水肿是相当顽固的，单独用黄芪粥不能完全治愈，对于这些病人，应当加用补肾的方法，因为黄芪粥主要是补脾的作用。

补肾用什么呢？最好用济生肾气丸。

这样的病人，我一般会让他早晨喝黄芪粥，晚上吃一丸济生肾气丸。

济生肾气丸由下列药物组成：

熟地黄、山药、山茱萸（酒炙）、茯苓、牡丹皮、泽泻、桂枝、附子（炙）、牛膝（去头）、车前子（盐炙）。

这张方子，前6味是六味地黄丸，加桂枝、附子叫肾气丸，再加牛膝、车前子叫济生肾气丸。

六味地黄丸能大补肾阴，加桂枝、附子的肾气丸可以阴中求阳，助肾中阳气蒸腾气化，加入牛膝、车前子通利少阴水道，更适合水肿治疗。

济生肾气丸有成药，商品名叫金匮肾气丸。

九、7天减掉10斤

这种不明原因的水肿，还特别好发于女性，特别是妊娠妇女和更年期妇女，我们称之为女性特发性水肿。

有这么一个女性患者，40多岁，全身水肿，双腿、双臂、面部都有水肿，腿肿得最厉害，一按一个坑，小便不痛快，而且会感觉热痛。做过很多检查，没有发现明显的病因，只是尿中有潜血，怀疑是尿道炎所致。

这个病人是中医典型的湿热内阻的表现，我给开了一张方子，主要是三仁汤、五苓散、二妙丸加减，病人服用1周，复诊时非常高兴，浮肿大减，而且一下瘦了10斤，吃了几周以后验尿，潜血也消失了，小便灼热疼痛也消失了。可见病人皮下积聚着大量的水。

中医治疗女性特发性水肿有很好的效果。

十、女性特发性水肿调养

女性特发性水肿，妊娠和更年期容易出现，其他时间也可以出现，表现轻重不一。严重的要到医院治疗，比较轻的，比如早晨起来或者活动以后，出现足面或者两腿或者眼皮水肿，可以用具有调养功效的薏米赤小豆粥治疗。

制法：生薏米、赤小豆各60克，淘净先泡半日，凉水烧开，慢火煮到烂熟，酌加冰糖少许，分次喝粥。

功效：健脾利水。用于因脾虚水泛引起的下肢、足踝水肿，小便不利，纳呆便溏，腿软乏力等症，特别适合女性特发性水肿调养治疗。

薏米是一味非常好的具有保健调养功效的药品，而且药食两用，长期食用也没有毒副作用。

大家都知道，薏米可以健脾，可以祛湿，这味药实际上还有很多其他保健功效。

1. 薏米粥：薏米研为粗末，与粳米等分。加水煮成稀粥，每日1～2次，连服数日。本方源于《本草纲目》，用薏苡仁煮粥补脾除湿。用于脾虚水肿，或风湿痹痛、四肢拘挛等。

2. 珠玉二宝粥：薏米、山药各60克，捣为粗末，加水煮至烂熟，再将柿霜饼25克，切碎，调入溶化，随意服食。源于《医学衷中参西录》，用于脾肺阴虚，饮食懒进，慢性咳嗽。

3．薏米紫草汤：薏米 60 克，紫草 6 克。加水煎汤。分 2 次服，连服 4 周。本方治青年性扁平疣、寻常性赘疣有一定疗效，薏米有抗病毒效果。

最近研究发现，薏米有很好的防癌、抗癌作用，日本人尤其推崇，被列为防癌食品，因此身价倍增。单用薏米粥或薏米粉，长期食用，可以起到预防癌症的作用。如果薏米加上半枝莲，有一定的抑制肿瘤作用。可用薏米半枝莲汤：薏米、半枝莲各 30 克。加水煎汤，分 2 次服。

由于薏米有如此之多的保健功效，所以被称为"生命健康之禾"，桂林地区有首民谣这样唱道："薏米胜过灵芝草，药用营养价值高，常吃可以延年寿，返老还童立功劳。"

十一、养生小窍门

1．玉米须大枣饮：玉米须 50 克，大枣 5 枚，以开水冲泡代茶饮，每日 1 剂，连饮服 1 个月。功效：利水消肿。玉米须治疗水肿有确切疗效，比如北京名医岳美中先生有一个经验方，治疗小儿肾炎，用玉米须每日 30～60 克，煎汤代茶，连服 6 个月，有较好的效验。玉米须水不但能利水消肿，对高血压、肝硬化、眩晕、产后腹痛、鼻子出血、牙龈出血、尿道炎、膀胱炎都有一定的保健作用，是一种不错的保健饮品。

2．赤小豆鲤鱼汤：赤小豆 60 克，鲤鱼 1 条（去肠脏），生姜 10

克，共炖汤，不放盐，吃鱼饮汤。功效：利水消肿。

3. 三瓜汤：黄瓜、冬瓜、西瓜皮各 200 克，洗净带皮切块，砂锅内煲汤半小时以上，收汤约 500 毫升，酌加调料及香菜。功效：利水消肿。

十二、解字养生

肿，痈也。从肉重声。

——《说文》

水肿有很多原因，常见的有肾源性水肿，比如肾炎；还有心源性水肿，比如心衰。有原发病的水肿最好到医院专科就诊。有些水肿没有原发疾病，由体质虚弱造成，尤其是老年人比较常见，比如早晨起来腿肿、眼皮肿，常常自觉身体沉重，活动不灵活等等，最适合用黄芪来治疗，我给这种水肿起了个名字，就叫黄芪水肿。

从头到脚
中药养

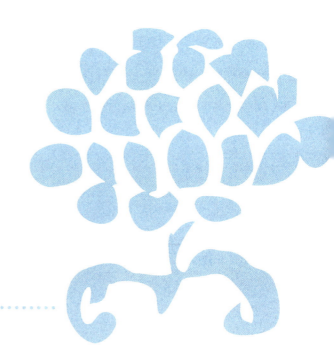

第十四篇

腰腿痛的中药调养

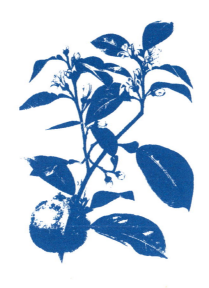

调养方

　　杜仲15克，滚开水泡15分钟，代茶饮。如果能把杜仲研成粗粉，泡茶，效果更好。

一、腰膝之疼，非杜仲不除

临床上有很多慢性腰疼的病人，向我咨询调养的方法，我说，很简单，用杜仲就可以。

中医认为，"腰为肾之府"，中老年人的慢性腰痛，多为肾虚，肾虚则腰部经脉空虚，风寒邪气侵入，脉络失于畅通，就容易发生腰痛。

杜仲这味药，是中医治疗和调养腰痛的首选药物。杜仲的特点是，不但能够补肾，而且善于祛风除湿，所以善于治疗腰痛。

关于杜仲药名的来历，还有一段感人的传说故事。

很多年以前，洞庭湖畔的货物主要靠小木船运输，岸上拉纤的纤夫由于成年累月低头弯腰拉纤，以致积劳成疾，十有八九患了腰膝疼痛的顽症。有一位青年纤夫，名叫杜仲，心地善良，他一心想找到一味药能解除纤夫们的疾苦。

为了实现这一愿望，他告别了父母，离家上山采药。有一天，他在山坡上遇到一位采药翁，于是满心欢喜地上前拜见，可老翁头也不回就走了。杜仲心急如焚，屈指一算离家已 21 天了，老母亲所备口粮也已吃光，可至今仍未找到药物。于是，他又疾步追上前拜求老翁，诉说了纤夫们的疾苦。老翁为其感动，赶忙从药篓中掏出一块能治腰膝疼痛的树皮递给杜仲，指着对面高山叮嘱杜仲："山高坡陡，采药时可要小心哪！"杜仲连连道谢，拜别了老翁，又沿着山间险道攀登而去。

半路上，他又遇到一位老樵夫。老樵夫听说杜仲要上山顶采药，连忙劝阻："孩儿，想必你家还有老有小，此山巅鸟也难以飞过，猿猴也为之发愁，此去凶多吉少啊……"杜仲一心要为同伴们解除病痛，于是毫不犹豫地往上爬，他爬到半山腰时，肚子饿得咕咕作响，心慌眼花，突然翻滚下来，万幸身子悬挂在一棵大树上。过了一会儿，他清醒过来，发现身边正是他要找的那种树，于是拼命地采集。最后他精疲力竭，被山水冲入洞庭湖。

洞庭湖畔的纤夫们听到这一噩耗，立即寻找，终于找到了杜仲的尸体，他还紧紧抱着一捆采集的树皮。纤夫们含着泪水，吃完了他采集的树皮，果真，腰膝疼痛好了。为了纪念杜仲，人们将此树皮命名为"杜仲"。

二、杜仲养生

杜仲治疗腰痛的用法很简单，用杜仲 15 克，滚开水泡 15 分钟，代茶饮。如果能把杜仲研成粗粉，泡茶，效果更好。我临床上用这个方法治好了很多慢性腰痛病人。

杜仲治疗腰痛的独特疗效，备受历代医家推崇，正如《本草汇言》中说："凡下焦之虚，非杜仲不补；下焦之湿，非杜仲不利；足胫之酸，非杜仲不去；腰膝之疼，非杜仲不除。"

杜仲茶不但能治疗腰痛，还有很多其他的保健功效。

1．安胎：杜仲善于安胎，习惯性流产、胎动不安伴有明显腰痛的，适合杜仲茶调养。

2．降压：现代研究表明，杜仲有良好的降压作用，特别适合于血压忽高忽低不稳定的病人。

3．利尿：杜仲茶对于老年夜尿增多，尿有余沥，总是尿不干净，也有良好疗效。

因此，杜仲是一种非常适合中老年人养生保健的药物，也有不少的食疗方法，下面介绍一个比较经典的方法：

杜仲煨猪肾：杜仲15克，猪肾1个；猪肾剖开，去筋膜，洗净，用花椒、盐腌过；杜仲研末，纳入猪肾，用荷叶包裹，煨熟食。

三、青娥丸

肾虚腰痛比较明显的，特别是表现为腰膝酸软，畏寒肢冷，起坐困难的，这是肾中阳气虚衰的表现，单独用杜仲力量小了一些，最适合用青娥丸。

青娥丸制法：

盐炒杜仲480克　　盐炒补骨脂240克　　炒胡桃仁150克

大蒜120克

以上4味，将大蒜蒸熟，干燥，与杜仲、补骨脂粉碎成细粉，再将胡桃仁捣烂，与上述粉末掺研，混匀。加炼蜜50～70克，制成大蜜丸，每丸9克，早晚各服用1丸。

青娥丸为古今补肾强腰良方，首载于宋代的《和剂局方》中，相传唐代由陵国（今印尼爪哇或苏门答腊）传入，经常服该药能"壮筋骨、活血脉、乌鬓须、益颜色"。

青娥丸可以自己制作，也可以直接购买成药。

四、补肾健脑话核桃

上面提到的胡桃，实际上就是我们司空见惯的核桃。

各种果都有核，就像人有骨头一样，所以"骨"也叫"骸"，其偏旁从亥，与核相同。核桃的核，比其他的都大，最善补肾壮骨，更善于补骨中之髓，比如中医认为齿为骨之余，凡是吃酸的东西就牙痛的，嚼核桃仁马上止痛，这是核桃补肾壮骨的明证。

另外，核桃仁形状，沟回错落，很像人脑，薄皮上有赤纹，又极像脑神经，最善补脑。

古书说核桃常食令人不忘，确有其效。我在德国图宾根大学医学院做访问学者的时候，公寓在半山腰上，满山都是果树，有一天我去散步，发现有七八只松鼠在一棵大树下，手里都抱着一个东西，我一走近，松鼠四散跑了。走近一看，满地的核桃，个儿不大，但很饱满。我收集了满满一袋子，回去当零食吃。没过多久，感觉精神健旺，脑力倍增，似乎那恼人的德语也变得容易了。至今我每天都要吃两三个核桃。

我建议中老年人，每天吃两三个核桃，对身体健康、延年益寿、预防痴呆、骨质疏松、前列腺肿大，大有裨益。

五、补肾法

中医认为，肾为先天之本，肾中阳气尤为重要，五脏六腑发挥功能，都有赖于肾阳的蒸腾气化，我常常把人体的肾阳比作汽车发动机。补肾是中医养生抗衰老的最重要的办法。补肾的方药很多，一般都是比较贵重的药物，比如鹿茸、冬虫夏草等。我给大家介绍一个备受历代医家推崇的办法，也是大医学家张锡纯力荐的方法，同时价格便宜，作用温和，适合长期服用。

用核桃仁1千克捣烂，补骨脂500克酒蒸为末，蜜调如饴糖，每天早晨用酒送服1大勺，不能喝酒的用热水调服。

本方长期服用，善于治疗腰膝酸软、畏寒肢冷、阳痿早泄、慢性咳嗽哮喘等下焦虚寒之证，张锡纯说"诚有奇效"。

这两味药中，核桃属木，能通命门，利三焦，补骨脂是豆类植物果实，属火，入心包、命门，补相火以通心火，暖丹田，壮元阳，两药合用，有木火相生之妙。

六、腰痛原因众多

腰痛并不全是肾虚，从中医角度看病因非常复杂。比如有一个老年病人，腰痛多年，遍服药物，没有疗效，到我这里来治疗，我说您这腰痛属于气虚腰痛，必须用大量的黄芪来治疗，而且时间要长一些。病人连续服用汤药，前一个月丝毫没有效果，随着黄芪的用量不断加大，一个半月左右，病人高兴地说，腰痛大好。

有的腰痛属于脉络瘀阻，特点是腰痛如刺，不能转侧，必须用活血药治疗；有的腰痛属于寒湿，特点是腰部冷痛，张仲景描述为"腰重如带五千钱"，需要用肾着汤治疗；有的腰痛属于肝虚，特点是左部脉明显弱于右部脉，需要用大量山茱萸补肝才有效。

建议腰痛明显的病人，请医生诊治。

七、典型病人

一病人，男性，40 余岁，身体强壮，肌肉壮盛，体重 90 千克，但并不肥胖。自述一年以来突然出现左腿疼痛，整条腿几乎不能用力，走路一瘸一拐，工作也干不了了，告病在家休息。在医院做 CT 检查发现股骨头最顶端塌陷，建议做手术换股骨头。患者因为听说了很多换股骨头后的不良反应，因此坚决不做手术，希望保守治疗，虽然多次服药，没有见到明显效果。经朋友介绍，到我办公室就诊。

我给出了一个很简单的处方：

当归 30 克　丹参 30 克　制乳香 15 克　制没药 15 克

鹿角胶（烊化）15 克

水煎分服，每日 1 剂，早晚饭前半小时服下。嘱咐患者药味很难闻，需要捏住鼻子喝下，避免呕吐。患者表示没有问题。患者服用1周后见效，治疗1个月后疼痛消失。

八、活络效灵丹

简单的几味药，为什么有如此好的疗效呢？

患者应用过的药物，有止痛的外用贴膏，也有内服中西止痛药物，可以说该用的方法都用了，效果却不明显。原因在哪里呢？分析不清这个原因，用药下去估计还是没有效果。分析病人得病的原因，主要有两个：第一，病人体重很大，给股骨头造成很大的压力，再加上身体强壮，工作性质要求经常强力锻炼，股骨头的塌陷是一种外力压挫伤害的表现。第二，患者外盛内虚，肾虚导致骨质有一定程度的疏松。因此，用药当以治疗压挫伤为根本，兼顾补肾壮骨。

治疗压挫伤，不论在腰部还是在腿部，中医治疗方法主要是活血化瘀，而且力量必须要大。活血化瘀治疗腿痛的方子，首推名医张锡纯《医学衷中参西录》所载"活络效灵丹"。

活络效灵丹是当归、丹参、乳香、没药4味药物配伍，具有强大的活血散瘀、消肿止痛的功效，不但治疗腰腿疼痛、胸痛、腹痛、胁痛、臂痛，凡是属于瘀血阻滞的，都有非常好的疗效。张锡纯说："活络效灵丹，治气血凝滞，疬癖症瘕，心腹疼痛，腿疼臂疼，内外疮疡，一切脏腑积聚，经络湮瘀。自拟得此方以来，数年之间，治愈心腹疼痛者，不可胜计矣。"

我临床上经常用这张方子，治好了大量的颈肩腰腿痛患者。

需要注意的是，乳香和没药，气味浓烈，有的病人可能会受不了这个味道，有的病人会呕吐，我一般会让病人捏着鼻子喝下去，闻不到味会好一些。

九、左青龙右白虎

那么，这个病人为什么加鹿角胶呢？在中国传统文化里，有"左青龙，右白虎"一说。名医张锡纯用药，左腿痛一定要加鹿角胶，因为鹿的别名为"斑龙"；右腿疼一定加虎骨。用对了，疗效很好，用反了，就没有疗效了。他举了一个例子，有一个病人，左腿痛，用活络效灵丹无效，后来加用鹿角胶，疼痛马上消失。还有一个病人，患左腿痛，单用鹿角胶治愈，后来得了右腿痛，再用鹿角胶就没有效果了，偶然一个朋友送给他虎骨酒，喝了以后很快就好了，这个人百思不得其解，后来看到张锡纯的文章，才明白左青龙右白虎的道理，恍然大悟。

提到左青龙右白虎，我还有一段特殊的记忆。大学暑期和几个同学去济南大明湖游玩，正赶上下小雨，于是躲到湖边一个亭子里面喝茶避雨。大明湖上烟雨迷蒙，柳枝慢摆，别有一番情趣。忽然看到亭子四周供奉4位神仙，为左青龙、右白虎、南朱雀、北玄武。猛然间，我想到，东汉名医张仲景创立了大小青龙汤、白虎汤、真武汤，怎么就没有朱雀汤呢？于是大发年少轻狂，创朱雀汤，以补医圣之不足。但是，后来学得多了，发现，早在唐朝，就有人补了这个缺了，是药王孙思邈所创，还是两张方子，叫大朱鸟汤和小朱鸟汤。

十、关节肿痛

临床上，下肢关节肿痛的病人不在少数，尤其是膝关节。有一个病人，60 多岁的男性，膝关节肿痛，以至于行走不便，不能下蹲，我给一处方，7 天之后，关节肿痛全消，蹲起灵便，病人异常惊讶这个药方的疗效。其实，我经常几服药就治好这样的病人，这张方子得益于北京名医岳美中先生。

岳先生说："鹤膝风，膝关节红肿疼痛，步履维艰，投以《验方新编》四神煎恒效。历年来余与同人用此方治此病，每随治随效，难以枚举。"

药用生黄芪 240 克，川牛膝 90 克，远志肉 90 克，石斛 120 克，先煎 4 味，用水 10 碗，煎至 2 碗，再加入金银花 30 克，煎至一碗，顿服。

我在临床上遇到关节肿痛的病人，多用这张方子，确实能获效。

四神煎中用药量很大，我一般不用这么大的剂量，通常 1/3 的用量，也能起效。

这张方子起效的标志是病人要周身发热、出汗，小便次数增多，效果才能出来。临床上，病人服药如果没有这种反应，效果不好，要么需要增加剂量，要么用医圣张仲景的方法，服药后马上啜热稀粥一碗，盖上被子，汗就出来了，关节肿大往往能霍然而愈。

十一、养生小窍门

再给大家介绍一个治疗腰痛的小方子，也是名医张锡纯的方法。对于疼痛明显，如同锥刺，不能转侧，或者急性腰扭伤有特效。三七粉 3 克，土鳖虫粉 3 克，温开水送服，一日 3 次。

十二、解字养生

肾，水藏也。从肉臤声。

——《说文》

中医认为，"腰为肾之府"，中老年人的慢性腰痛，多为肾虚，肾虚则腰部经脉空虚，风寒邪气侵入，脉络失于畅通，就容易发生腰痛。杜仲这味药，是中医治疗和调养腰痛的首选药物。杜仲的特点是，不但能够补肾，而且善于祛风除湿，所以善于治疗腰痛。

从头到脚中药养

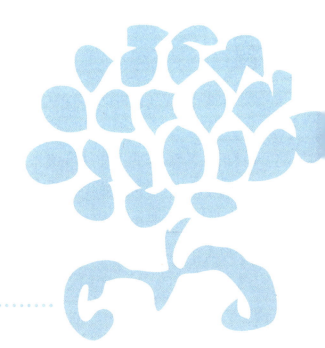

第十五篇
足跟痛的中药调养

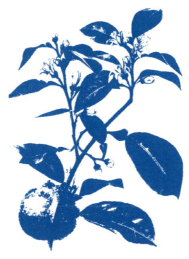

调养方

　　杜仲10克　炙附子10克　猪肾3个

　　将猪肾切开去净中心白物，洗净放入附子、杜仲，然后用苎麻捆住放锅上蒸，每日吃一个猪肾，3日服完，无效，再服1~2次，擅治肾虚导致的慢性足跟痛。

一、足跟痛是骨刺造成的吗

常有一些中老年人，特别是老年妇女会遇到这样的事情：某一天，突然感到脚跟疼痛，特别是休息以后刚开始走路的时候，钻心的疼，走了一会，又好了一些。可是，不能坐下来休息，休息完再走路，还是照样疼痛。有的人疼痛得比较厉害，以至于不敢下地行走了。这是典型的足跟痛，医学术语叫"跟痛症"。

于是老人到医院拍 X 光片检查，多半会发现脚底的跟骨上长了骨刺，于是断定是骨刺引起的疼痛。如果您得了足跟痛，不用到医院检查，很多身边的人，即使不是医生，也会告诉你，是长骨刺了，俨然"都是骨刺惹的祸"。

事实上，在很多情况下，我们是错怪骨刺了。一大部分老年人，如果照 X 光片，都会发现不同程度的足部骨质增生，也就是骨刺，为什么他们没有足跟痛呢？另外，也有将近一半的足跟痛患者，X 光片检查并没有骨质增生。可见，骨刺与足跟痛没有直接因果关系。

足跟痛最主要的原因，实际上是筋膜炎。筋膜是一层坚韧而富有弹性的纤维组织，位于足底板深处，是维持足弓的重要结构，也是人体站立和行走时的重要承力部位。人到老年以后，筋膜也和骨骼等其他组织一样，发生衰老退化，弹性降低，变得较脆而容易受伤。少数人在受到一次强力作用后损伤发病（脚用力着地后产生的急性足跟痛），更多的人则是常年积累的劳损超过极限而发病。筋膜最易损伤的部位在跟骨结节处，所以表现为足跟痛。

筋膜炎的实质是数量不等的纤维组织被撕裂或断裂，从而引起局部充血、水肿、出血、白细胞浸润，进而刺激神经而引起疼痛。

由于筋膜炎造成的足跟痛占绝大多数，也有其他医学原因也可以引起足跟痛，但都相对少见，比如跟垫炎（表现为足跟浅部压痛）、跟部滑囊炎（表现为滑囊相对局部压痛）、跟腱腱围炎（表现为跟腱压痛）等。

二、典型病人

前些日子在门诊刚好看一个病人，女性，50 多岁，主要是来看冠心病心绞痛的，吃汤药效果很好，心绞痛发作得越来越少，程度也越来越轻了。心绞痛好转了，就想起脚后跟疼了，说已经几个月了，脚一着地就疼，钻心的疼，走一会能好一些，问我有没有办法。因为病人一直在吃着治疗冠心病的汤药，因此，就给了她一个简便易行的外治方法。什么方法呢？

用川芎 50 克，打成粉，装在纱布做成的小包里面，铺平，走路时一直垫在脚跟。一包可以连续用 3 天。用了 3 周，病人的足跟痛就全部消失了。

这个简单的方法我治过很多人，可以说是屡试屡效。如果配合敷贴，效果更好。就是白天垫完后，晚上，把川芎粉用老陈醋调成糊状，敷在脚跟，然后用纱布包裹，胶布固定，第二天早上，换用川芎脚垫。

三、血中气药话川芎

川芎是中医治病疗疾的一个重要武器，是很有力量的一味中药，入肝胆二经，主要的作用是散风除湿、行气开郁，活血止痛，善于治疗各种疼痛。

《本草汇言》有一个很好的总结，说川芎能"上行头目，下调经水，中开郁结，血中气药"。中医认为，"血为气之母，气为血之帅"，川芎入血分，善行血中之气，所以能够流通血脉，治疗各种疼痛。中医有 4 个字是专门给川芎用的，别的药不能用这 4 个字，就是"血中气药"。

川芎这味药辛温走窜，力量很大，一般不建议大家在调养的时候内服川芎，以免"久服走散真气"，除非是中医大夫开出的调养处方，一般都有制约川芎辛温走窜的药物。这里，给大家介绍几个川芎的外用方法，除了足跟痛以外，川芎还能治疗很多疼痛，而且都有立竿见影的效果。

1. 治疗腰痛和颈椎病。川芎可以有效治疗腰椎和颈椎增生引起的疼痛。用法：把 100 克川芎打成粉，均匀撒在医用棉花上，然后用一层纱布包好，防治药粉脱落，然后装在大小合适的布袋中。用时放在疼痛部位，胶布或绷带固定，5 天更换 1 次，一般用 5 次左右即可。如果休息的时候，在布袋上面放一个暖水袋，效果更好。

2. 治疗关节痛。用川芎 15 克，加入山西老陈醋调成浓稠糊状，再用少许药用凡士林调匀，涂抹在疼痛部位上，再盖上一层塑料纸，外用纱布、胶布固定，每日换药 1 次，10 次为 1 疗程。

3. 治疗痛经。用当归 30 克、川芎 20 克、香附 10 克、丁香 10 克、肉桂 10 克、小茴香 10 克、吴茱萸 10 克，一共是 100 克，研末，每次取 1.5 克，用绍兴黄酒调成药膏，放在肚脐中，外面用医用橡皮膏贴住。月经前 3 天开始用，一天换药 1 次，一般当月就能起效。

大家要注意，如果您皮肤有感染，或者局部有破损，或者局部有皮肤病，一般不能用川芎外治的方法。

四、与内服的联合治疗

治疗足跟痛，在前面所讲的川芎外治的基础上，结合内服治疗，可以显著提高疗效。

足跟痛是中老年人常见疾病，俗话说"人老先老腿和脚"，中医认为肾虚是导致足跟痛的内在因素，加之风湿阻络、气血瘀滞，导致足跟部气血流通不畅，不通则痛。因此，内服中药的治疗原则是补肾为主，辅之以祛风除湿，活血通络。下面给大家介绍 2 个经验方。

1. 杜仲 10 克、炙附子 10 克、猪肾 3 个，将猪肾切开去净中白物，洗净放入附子、杜仲，然后用苎麻捆住放锅上蒸，每日吃 1 个猪肾。3 日服完，1 个疗程。无效，再服 1~2 个疗程。

2. 杜仲 15 克、续断 15 克、枸杞子 15 克、怀牛膝 15 克、丹参 15 克、当归 15 克、威灵仙 15 克，水煎分 2 次服用，连用 3 周。

第一张方子补肾的作用比较强，适合慢性足跟痛，第二张方子祛风除湿，活血通脉的作用强，适合急性发作的足跟痛。

五、三联治疗

对足跟痛比较严重的病人，可以在前面介绍的经验方的基础上，加上中药熏洗，我们称之为三联治疗。

处方：川乌 15 克　草乌 15 克　乳香 15 克　没药 30 克

杜仲 30 克　续断 30 克　怀牛膝 30 克　丹参 30 克

当归 30 克　威灵仙 30 克　木瓜 30 克　透骨草 30 克

芒硝（单包）50 克　食醋 250 毫升

用法：将前 12 味药物放锅内，加冷水 3000 毫升左右，浸泡 1 ~ 2 个小时，煎沸 30 分钟，倒入盆内，加入芒硝和食醋，先用热气熏蒸患处，待水温不烫时浸洗患足。水温下降时可再加热，每次熏洗时间不应少于 1 小时，早晚各 1 次。每次熏洗均应将药液加热。

芒硝的作用是软坚散结，消肿止痛。

为什么要用醋呢？有两方面的作用。第一，醋味酸，入肝经，而肝主筋，足跟痛主要是筋伤，醋可以柔筋止痛；第二，醋含有醋酸离子，有较强的渗透作用，可以增加药效。最好选择山西的老陈醋。

用三联疗法治疗足跟痛，绝大部分可以在 1 个月内治愈，疗效快的，十天半个月就可以了。

六、最简便易行的方法

民间有食醋浸脚疗法，简易方便，对于轻度足跟痛，常获得满意疗效。其办法是用米醋约 1 千克，加热至脚可浸入的温度，每日晚上浸半小时至 1 小时。如果醋温度下降，应再次加热。一般浸 10 天至半个月，足跟痛开始逐渐减轻，有的可以恢复正常。

七、日常生活中的注意事项

1. 尽量休息，避免过度负重和长时间走路。足跟痛属于伤筋，主要是筋膜的损伤，俗话说，伤筋动骨 100 天，休息非常重要，特别是突然损伤导致的急性足跟痛。有的人认为用脚踩豆或石子路可以治疗足跟痛，这个方法不可行。

2. 适当减轻体重，减少足跟部的负重。

3. 足跟痛的产生，与鞋的质量有很大关系，特别是鞋底，有足跟痛的老年人应当穿质量好弹性好的鞋，最好是运动鞋。

4. 慢性足跟痛的患者，与长期走路姿势不正确也有很大关系，大部分人都有用脚后跟着地用力走路的习惯。走路时尽量用前脚掌用力，这样可以减少足跟痛的发生。有研究表明，前脚掌用力的正确走路姿势，对大脑神经有很好的作用，可以减少老年痴呆的发生概率，是一种"大脑按摩"。

5. 建议足跟痛的患者使用足跟垫，市场上可以买到，足跟垫有很好的减轻足跟压力的作用。也可以自己用海绵制作足跟垫，在疼痛的对应部位挖一个洞，这样效果比较好。

八、产后足跟痛

女性产后容易出现足跟痛，主要原因是中国有坐月子的习惯，由于产妇在坐月子期间很少下床行走，致使足跟部的脂肪纤维垫发生失用性退化而变得薄弱，因而大大减弱了足跟脂肪纤维垫的缓冲作用。所以，当久坐的产妇下床长时间走动时，薄弱的脂肪纤维垫会因受到摩擦、挤压而发生充血、水肿等，从而导致足跟部疼痛。

中医认为产后足跟痛主要与血虚有关。血有濡养筋脉的作用，而且血虚容易受风，产后血虚，导致"血不荣筋"或"血虚受风"，产生足跟痛，有时还会有其他部位的疼痛，比如手腕、关节等。产后足跟痛应当积极治疗，不然容易变成慢性反复发作的足跟痛，月子里落下的毛病，往往迁延难愈。

预防方法：一是要尽早下床走动，但不宜过量；二是要避免受风寒；三是如果有气血虚弱的表现，应当及时调养气血。

治疗方法：外用红花油按摩，热水泡脚，一般可以缓解疼痛。内服建议用食疗补养气血，舒筋活络。比如用当归、杜仲、黄芪各

10 克，炖乌鸡，吃肉喝汤，可以预防反复发作。

九、养生小窍门

穴位按摩治疗足跟痛，主要是 2 个穴位，一是跟痛穴，在大鱼际与小鱼际纹线交点作垂直于腕掌横纹的直线，其中点就是跟痛穴。二是太溪穴，位于内踝与跟腱中间的凹陷处。每天按摩两次，每次不少于 30 分钟，以出现酸麻涨痛得气感觉为度。

十、解字养生

足，人之足也。在下。从止、口。凡足之属皆从足。徐锴曰："口象股胫之形。"

——《说文》

足跟痛是中老年人常见疾病，俗话说"人老先老腿和脚"，中医认为肾虚是导致足跟痛的内在因素，加之风湿阻络、气血瘀滞，导致足跟部气血流通不畅，不通则痛。因此，内服中药的治疗原则是补肾为主，辅之以祛风除湿，活血通络。

从头到脚中药养

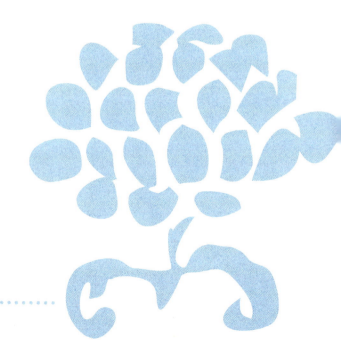